MIRIAM STEINHAUER

NEUGEBORGEN

Berührende Momente
aus dem Leben einer Hebamme
und Sterbebegleiterin

Miriam Steinhauer, Jahrgang 1978, arbeitet seit 2001 mit Leib und Seele als Hebamme und ist seit einigen Jahren auch ehrenamtlich in der Sterbebegleitung tätig. Mit ihrem Mann und den drei Kindern lebt sie in Neuss.

MIRIAM
STEINHAUER

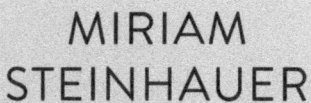

Berührende Momente aus
dem Leben einer Hebamme
und Sterbebegleiterin

Brendow.

Für
Leonard, Marlene
und Clemens

Ich wünsche mir,
dass ihr ein Leben lang
füreinander da sein werdet,
so, wie ihr es heute
seid.

INHALT

VORWORT

Ich halte ihre Hand. Obwohl sie nicht warm ist, fühlt sie sich schwitzig an. Jedes Mal, wenn der Schmerz in regelmäßigen Abständen ihren Körper durchfährt, spüre ich, wie sich ihr Puls etwas beschleunigt, und nehme gleichzeitig wahr, dass ihr das Atmen wieder schwerer fällt. Auf ihrer Stirn haben sich kleine Schweißperlen gebildet. Vorsichtig wische ich sie mit einem kühlen Waschlappen fort und versuche sie zu beruhigen: „Keine Angst, alles wird gut. Sie haben es bald geschafft. Versuchen Sie wieder etwas ruhiger zu werden."

Das Licht im Zimmer ist gedämpft und im Hintergrund läuft leise Musik. Es riecht angenehm nach Rose, einem ätherischen Öl, das für den Lebensanfang und das Lebensende steht. Ich habe es ausgewählt, damit es durch seine beruhigende Wirkung dabei hilft, dass sie sich besser entspannen kann.

Ihr Mann sitzt neben ihrem Bett. Er schaut hilflos und ich erkenne in seinem angespannten Blick die Unsicherheit. Unruhig rutscht er auf seinem Stuhl hin und her. Ich merke, dass er sich in diesem Moment nichts mehr wünscht, als einen Teil ihrer Schmerzen selbst tragen zu dürfen. Liebevoll küsst er die blasse Stirn seiner Frau.

„Halten Sie nun besser ihre Hand. Vielleicht hilft es auch etwas, wenn Sie mit sanftem Druck ihren Rücken massieren." Ich reiche ihm das kleine Fläschchen und lächle ihn aufmunternd an. Ich vermute, dass es nicht mehr lange dauern wird. Doch bis dahin werden wir versuchen, alles zu tun, damit es ihr gutgeht und sie sich aufgehoben fühlt …

Vielleicht wird durch die Darstellung dieser fiktiven Begebenheit, bei der nicht ganz klar wird, wo sie sich abspielt, deutlich, wie viele Parallelen sich in der Betreuung und Begleitung einer Gebärenden und einer sterbenden Person finden. In beiden Situationen zeigen sich Augenblicke tiefster Emotionalität und Nähe sowie Schmerzen und Unsicherheit. Im Fall des Todes zumindest dann, wenn er nicht die unmittelbare Folge eines Unfalls ist. Sowohl dem Sterbenden als auch der Gebärenden wird vieles abverlangt, ebenso dem Neugeborenen, wenn auch nicht immer ersichtlich. Die Begleitung des Sterbe- und des Geburtsprozesses erfordert daher ein sachkundiges und einfühlsames Fachpersonal. Ein hohes Maß an Empathie wird genauso vorausgesetzt wie die Fähigkeit, den notwendigen Abstand zu wahren, um medizinisch erforderliche Prozesse nicht unnötig zu behindern.

Als Hebamme sind mir diese Parallelen durch den Austausch mit Kollegen und Kolleginnen anderer medizinischer Fachbereiche früh bewusst geworden. Ich fühlte mich herausgefordert und zugleich dazu in der Lage, meine bereits erworbenen Fertigkeiten auch für die Begleitung von Menschen am Ende des Lebens sinnvoll zu nutzen. So entschloss ich mich schließlich dazu, einen Qualifizierungskurs für die ehrenamtliche Sterbebegleitung zu besuchen und mich intensiver mit der letzten Lebensphase zu befassen.

Ich freue mich darüber, dass ich die Möglichkeit dazu erhalten habe, Ereignisse, die mir aus der Begleitung Gebärender und Sterbender besonders in Erinnerung geblieben sind, in diesem Buch festzuhalten und mit den Lesern und Leserinnen zu teilen.

Die Namen der Personen, die nicht meiner eigenen Familie angehören, wurden in allen Geschichten geändert. Darüber hinaus habe ich einzelne Details abgewandelt, um Rückschlüsse auf die realen Personen zu verhindern.

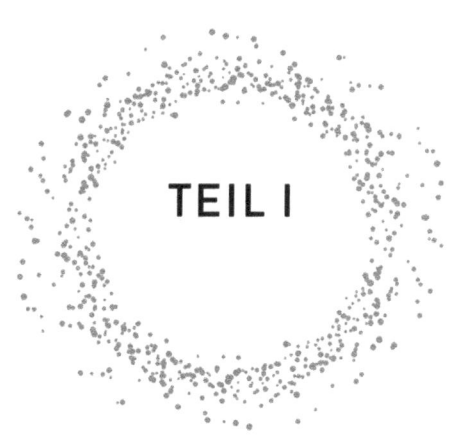

TEIL I

Annas Baby

Das Telefon klingelte. Es war Schwester Gabi aus der Notaufnahme. Sie berichtete mir über eine fünfzehnjährige Patientin, die zur Abklärung ihrer starken, kolikartigen Bauchschmerzen in die Klinik gekommen war.

„Internistisch haben wir keine Auffälligkeiten feststellen können. Wir sind uns eigentlich sicher, dass die Ursache eher in euren Bereich fällt. Sie hat jedoch alle Nachfragen, die in diese Richtung gingen, zurückgewiesen."

„Fünfzehn Jahre, sagtest du? Ist das Mädchen in Begleitung seiner Eltern?", erkundigte ich mich bei der Ambulanzschwester.

„Sie war wohl zu Besuch bei ihrer Freundin, als die Schmerzen begannen. Gemeinsam haben sie sich dann auf den Weg in die Klinik gemacht. Ihre Mutter haben wir bereits telefonisch informiert. Es kann aber einige Zeit dauern, bis sie eintrifft, da ihr Weg von der Arbeit hierher wohl recht lang ist. Die Patientin heißt Anna Reimers."

„Gut, dann schick sie mir schon mal hoch und ich verständige währenddessen die Gynäkologin. Bitte seid so lieb und kümmert euch um die Mutter, sobald sie ankommt. Es wäre wohl nicht gut, sie so ganz unvorbereitet bei uns im Kreißsaal zu empfangen. Zumal ja auch noch gar nichts feststeht."

Wenige Minuten später klingelte es an der Tür und ich öffnete den beiden Teenagern. Sie sahen etwas verunsichert aus, als ich sie bat, mir in das Aufnahmezimmer zu folgen. Die Ärztin musste auf der Station noch einige Blutabnahmen durchführen, hatte aber versprochen, direkt im Anschluss zu kommen. Ich wollte diese Zwischenzeit nutzen, um bei der Patientin schon einmal etwas vorzufühlen. Bevor ich allerdings dazu kam, ihr eine erste Frage zu stellen, wurde sie von einer heftigen Schmerzwelle erfasst. Ängstlich versuchte sie Halt in den Armen ihrer Freundin zu finden, doch diese war von der Situation völlig überfordert und blieb wie angewurzelt stehen. Ich reichte dem Mädchen, das sich nun hilfesuchend im Raum umsah, meine Hand. Als es ihm schließlich wieder besser ging, forderte ich es auf, sich zu setzen, und wandte mich an seine Freundin.

„Es ist sehr lieb von dir, dass du mitgekommen bist. Vielleicht kannst du aber zunächst für den Zeitraum der Untersuchung in unserem Wartebereich Platz nehmen. Du darfst dich gerne an den Getränken bedienen und etwas zum Lesen findest du dort auch." Ich konnte von ihrem Gesicht ablesen, dass sie froh war, den Raum verlassen zu dürfen.

„Hallo, Anna, ich darf dich noch duzen, oder?" Anna nickte zaghaft. „Seit wann hast du diese Schmerzen und in welchen Abständen kommen sie?"

„Eigentlich begann alles erst heute Mittag. Wir sind direkt nach der Schule zu Saskia gegangen, um bei ihr für die Englischarbeit zu lernen. Dann fingen die Schmerzen plötzlich an. Sie sind furchtbar unangenehm und ziehen mittlerweile von meinem Bauch bis in den Rücken hinein."

Ich musterte Anna mit einem flüchtigen Blick. Sie war circa einen Meter siebzig groß, leicht untersetzt und trug weite Kleidung, die ihren Körper umhüllte. Ihre wahre Kontur konnte ich nur erahnen. Wirklich schwanger sah sie eigentlich nicht aus.

„Hast du in der letzten Zeit Veränderungen an dir wahrgenommen, eine Gewichtszunahme, Übelkeit oder das Ausbleiben deiner Periode?" Ich erkannte, wie unwohl sie sich fühlte, und dennoch war es wichtig für mich, Antworten zu erhalten.

„Wozu stellen Sie mir all diese Fragen? Ich bin doch nicht schwanger!", erwiderte sie und klang dabei fast ein wenig sauer.

„Ich wiege mich zwar nur selten, habe aber ganz bestimmt nicht viel zugenommen. Schließlich trage ich die Kleidung, die ich auch früher getragen habe. Übel war mir allerdings in letzter Zeit etwas häufiger. Ist ja auch wohl kein Wunder bei dem ganzen Schulstress. Und meine Periode? Na ja, die habe ich immer sehr unregelmäßig und schwach."

Anna wehrte sich auch bei uns gegen die erkennbar eindeutigen Fragen. Ihrem Redeschwall nach zu urteilen, schien sie sich jedoch auch selbst nicht sicher zu sein, ob unsere Vermutung tatsächlich so unberechtigt war. Sie erweckte den Anschein, als versuche sie, den Zeitpunkt der gefürchteten Gewissheit unbewusst hinauszuzögern.

„Anna, ist es in Ordnung, wenn ich dich kurz untersuche? Ich würde dabei auch gerne deinen Bauch abtasten. Kannst du dich vielleicht an das Datum deiner letzten Periode erinnern?"

Sie legte sich hin, überlegte und starrte dabei abwesend an die Zimmerdecke. „Das ist schon einige Zeit her", antwortete sie dann leise, sodass ich sie kaum noch verstehen konnte. Die Angabe war nötig, damit ich im Fall einer Schwangerschaft berechnen konnte, in welchem Monat sich Anna befand.

„Ich glaube, es war die erste Maiwoche. Eine Klassenkameradin hatte mich zu ihrer Geburtstagsfeier ins Schwimmbad eingeladen und ich konnte nicht hingehen."

Vorsichtig schob ich nun Annas Pullover hoch, wärmte meine Hände, indem ich meine Handflächen aneinanderrieb, und tastete mit einigen Handgriffen ihren Bauch ab. Es waren eindeutig die Konturen eines Babys zu erspüren, welches offensichtlich auch nicht mehr ganz klein war. Ich sah Anna, die nun angespannt auf der Untersuchungsliege lag, tief in die Augen und nahm ihre Hand in meine. Behutsam teilte ich ihr das vorläufige Untersuchungsergebnis mit. „Ich bin mir ziemlich sicher, dass du schwanger bist, Anna. Bei deinen Schmerzen handelt es sich mit hoher Wahrscheinlichkeit um Geburtswehen."

Abrupt, nahezu panisch, richtete sie sich auf. Ihr Blick war dabei jetzt beschämt nach unten gerichtet. „Das ist nicht wahr. Bitte sagen Sie mir, dass es einen anderen Grund für meine Schmerzen gibt. Ich hatte doch nur zweimal ..." Sie war plötzlich gespenstisch bleich, ihre Stimme zitterte und ihre Augen füllten sich mit Tränen der Verzweiflung.

„Möchtest du ein Glas Wasser? Ich werde dir etwas zu trinken besorgen und im Anschluss nachschauen, ob wir die Herztöne deines Kindes hören können."

Ich verließ für einen Moment das Zimmer und kehrte mit einem Glas Mineralwasser und dem CTG-Gerät zur Beurteilung der kindlichen Herztöne zurück. Kurz darauf hörten wir dann zum ersten Mal den Herzschlag des Babys. Anna begann zu weinen.

Nun kam auch die Gynäkologin in den Kreißsaal. Nachdem sich Anna wieder etwas gefangen hatte, brachte ich meine Kollegin auf den aktuellen Stand. Anna bekam erneut eine kräftige Wehe. Intuitiv atmete sie tief in ihren Bauch und fand Halt an einem Seil über ihr, welches an einem Deckenhaken befestigt war.

Ihr Schmerz ließ allmählich nach. Die Ärztin begrüßte sie freundlich und erklärte den weiteren Ablauf: „Wir möchten gerne noch eine Ultraschalluntersuchung und eine Tastuntersuchung des Muttermundes durchführen. Es sieht ganz danach aus, als seist du bereits unter der Geburt."

„Oh, mein Gott! Was soll ich jetzt tun, und wie kann ich das nur alles meiner Mutter beibringen? Sie hat eigentlich schon genug eigene Probleme am Hals seit der Scheidung von Papa."

Ich konnte spüren, wie sehr die Entwicklung der Situation Anna emotional forderte und ihr kaum die Möglichkeit ließ, sich zu sammeln und wirklich zu begreifen, was gerade vor sich ging.

„Bitte mach dir nicht zu viele Gedanken. Das erste Gespräch mit deiner Mutter können wir übernehmen. Du solltest versuchen, dich erst mal auf dich selbst zu konzentrieren. Die nächsten Stunden werden ohnehin anstrengend genug werden." Ich versuchte sie zu beruhigen und ihr Mut zuzusprechen. „Wir haben ausreichend Zeit, zu entscheiden, was nach der Geburt passieren wird. Heutzutage gibt es etliche Hilfsangebote für junge Mütter. Du wirst also mit deinen Sorgen nicht allein gelassen. Auch für den Fall, dass du keine Möglichkeit sehen solltest, dein Baby zu behalten, kannst du mit ausreichend Unterstützung rechnen. Wir sollten zunächst die notwendigen Untersuchungen abschließen und dann gehen wir einfach einen Schritt nach dem anderen."

Die Ultraschalluntersuchung zeigte ein gut entwickeltes Baby, dessen Maße ungefähr der 38. Schwangerschaftswoche entsprachen. Letztendlich stimmte dieses Ergebnis auch mit unserer Berechnung überein. Der Muttermund war knapp zwei Zentimeter weit geöffnet.

„Ich werde nun erst einmal deine Freundin nach Hause schicken. Du kannst ihr später ganz in Ruhe berichten, sobald du dir selbst darüber klar geworden bist, wie es für euch weitergeht. Anschließend werde ich mich erkundigen, ob deine Mutter schon in der Klinik eingetroffen ist, und auch mit ihr sprechen. Ist das für dich in Ordnung?"

Anna stimmte meinen Vorschlägen erleichtert zu. Ich informierte ihre Freundin, dass wir noch einige Untersuchungen durchführen müssten und Anna sich zeitnah bei ihr melden werde. Durch einen anschließenden Anruf in der Notaufnahme erfuhr ich, dass die Mutter soeben eingetroffen war. Es folgte ein langes, bewegendes Gespräch mit ihr, welches deutlich die Selbstvorwürfe der Mutter erkennen ließ. Sie wirkte bestürzt und ebenso verunsichert. Auch wir waren überrascht, dass sie während der vergangenen Wochen nicht den leisesten Verdacht geschöpft hatte.

„Ich habe sie in der letzten Zeit häufig gefragt, ob etwas mit ihr nicht stimme. Sie kam mir seltsam vor, oftmals in sich gekehrt und gar nicht mehr fröhlich. Sie hat aber immer nur gesagt, dass der Schulstress sie belaste. Ich wusste bis heute nicht einmal, dass sie einen Freund hatte." Sie wirkte traurig und mir tat es leid, dass kein Vertrauter an ihrer Seite war, um ihr in diesem Augenblick Halt zu geben. „Ich habe einfach immer viel zu wenig Zeit für sie. Hat sie selbst denn auch nichts von ihrer Schwangerschaft geahnt? Das kann doch eigentlich gar nicht sein. Sie muss doch Kindsbewegungen gespürt haben."

„Wir denken, dass sie zumindest befürchtet haben muss, schwanger zu sein. Vielleicht wollte sie Ihnen, solange es irgend ging, die Sorgen ersparen. Sie sagte, dass Sie momentan ohnehin ziemlich belastet seien. Es gibt aber das Phänomen der Schwangerschaftsverdrängung tatsächlich. Äußerlich sieht man Ihrer Tochter ihren Zustand ja auch kaum an."

Frau Reimers war blass und in ihre Gedanken versunken.

„Es wäre jetzt sicherlich hilfreich, wenn Sie Anna bei ihrer Entbindung begleiteten und versuchten, ihr möglichst wenig Vorwürfe zu machen. Danach werden wir alle gemeinsam weitersehen. Könnten Sie das schaffen?"

Die Mutter wischte sich die Tränen mit ihrem Handrücken fort und befeuchtete ihr Gesicht am Waschbecken mit kühlem Wasser.

„Sie ist meine Tochter. Ich werde sie jetzt sicherlich nicht noch einmal allein lassen. Das habe ich offensichtlich schon viel zu lange getan." Ihre Stimme klang nun fest und entschlossen. Ich führte sie in den Kreißsaal. Unsicher sahen sich Mutter und Tochter in die Augen und ich verließ zügig den Raum, um ihnen Zeit zu zweit zu geben.

Als ich später zurückkehrte, saß Anna mit ihrer Mutter auf dem Entbindungsbett. Ich konnte deutlich erkennen, dass beide geweint hatten, doch sie wirkten erleichtert und einander zugewandt.

„Geht es Ihnen ein wenig besser?"

Frau Reimers streichelte liebevoll die Hand ihrer Tochter. Dann sagte sie mit ruhiger Stimme: „Wir werden jetzt alles dafür tun, dass wir die anstehende Geburt meistern. Über die Zukunft machen wir uns später Gedanken."

„Hast du eigentlich noch Kontakt zu dem Vater deines Kindes?", wollte ich wissen.

„Er geht auf meine Schule und ist eine Klasse über mir. Ich war mit Nick aber eigentlich nie wirklich zusammen. Er wird nicht begeistert sein, zu erfahren, dass er Papa wird." Sie seufzte. „Aber daran denke ich jetzt erst einmal nicht."

Die Entbindung verlief unkompliziert. Die werdende Großmutter unterstützte ihre Tochter tatkräftig und wich, mit der Ausnahme einiger kurzer Toilettengänge, nicht mehr von ihrer Seite. Nach zehn Stunden brachte Anna eine kleine, gesunde Tochter zur Welt.

Ich musste die eigentliche Geburt damals leider an die Kollegin des Nachtdienstes abgeben, besuchte Anna aber während meines nächsten Dienstes auf unserer Wochenstation. Hier wurden sie und ihr Kind noch einige Tage lang versorgt und Anna konnte sich unter fachkundiger Aufsicht langsam an ihre neue Rolle als Mutter gewöhnen. Es freute mich, dass sie sich dazu entschlossen hatte, ihr Baby zu behalten.

Anna saß in ihrem Bett. Ihre kleine Tochter lag in eine kleine Wolldecke eingewickelt in ihren Armen. Glücklich lächelte sie mich an. „Sie ist ziemlich süß, oder?"

„Oh ja, das ist sie. Sie sieht dir ähnlich. Ich habe gehört, wie tapfer du warst." Anerkennend zwinkerte ich ihr zu.

„Es tat höllisch weh. Aber das ist ja jetzt zum Glück vorbei." Zärtlich streichelte sie ihr Baby. „Mama hat mir sehr geholfen. Ich war froh, dass sie bei mir war."

Ich warf einen Blick auf das rosafarbene Namensbändchen des Kindes.

„Jule, das ist ein sehr schöner Name."

„Danke ... Auch für Ihre Hilfe."

Ich nahm in dem Besuchersessel neben Annas Bett Platz. Sie berichtete mir, dass ein erstes Gespräch mit dem Jugendamt bereits stattgefunden habe. Ihre Mutter würde die Vormundschaft für ihr Kind übernehmen, bis sie selbst volljährig sei.

„Alle haben so toll reagiert. Mama hat sich für die nächsten Wochen Urlaub genommen, um mir mit dem Baby zu helfen, und auch Oma war regelrecht begeistert, jetzt unerwartet so jung Urgroßmutter zu sein." Sie schmunzelte. „Meine Klassenlehrerin weiß übrigens auch Bescheid und ist zum Glück ziemlich optimistisch, dass ich die Schule trotzdem beenden kann."

„Hast du mit dem Vater von Jule gesprochen?"

„Ja, Nick weiß seit gestern von seiner Tochter. Er war ehrlich gesagt ziemlich fertig. Vielleicht kann er sich aber ja irgendwann doch noch freuen. Falls nicht, schaffen wir es auch ohne ihn."

Die Worte sprudelten nur so aus Anna heraus und neben ihrer spürbaren Freude zeigte sich, dass die Lüftung des lang gehegten Geheimnisses ein befreites Gefühl in ihr hervorgerufen hatte.

In den folgenden Wochen wurde Anna von einer sehr netten Nachsorgehebamme begleitet. Ihre Familie kümmerte sich liebevoll um sie und auch das Jugendamt stand ihr mit hilfreichem Rat zur Seite.

Anna besuchte uns ein gutes Jahr später noch einmal im Kreißsaal. Sie hatte zu diesem Zeitpunkt ihre Schulausbildung wieder aufgenommen und Jule konnte bereits einige Schritte laufen. Laut ihrer Mutter war sie ein fröhliches, völlig unkompliziertes Kind. Anna erzählte, dass Nick gelegentlich bei ihr vorbeischaue, sich jedoch anders als seine Eltern nur wenig in Jules Erziehung einbringe.

Während unseres Gesprächs entdeckte das kleine Mädchen den großen Pezziball in der Ecke des Flurs. Es lief auf ihn zu und klopfte mit seinen kleinen Händchen lautstark auf ihm herum.

„Komm, Mäuschen! Wir gehen besser schnell wieder, bevor du hier noch alle Schwangeren und Hebammen in den Wahnsinn treibst." Anna schnappte sich ihre Tochter und kitzelte sie liebevoll mit ihrer Nase unter dem Kinn, bis Jules fröhlich-quietschendes Kinderlachen erklang.

Das Mädchen von damals war plötzlich erwachsen geworden und ganz offensichtlich auch eine verantwortungsbewusste, liebende Mutter.

Es war das erste Mal, dass ich eine Schwangerschaftsverdrängung bis zum Entbindungstermin erlebte. Ich war damals davon begeistert, wie Anna und ihre Mutter mit dieser belastenden Situation umgingen, nach dem ersten Schock zusammenrückten und die mutige Entscheidung trafen, das Baby mit vereinten Kräften großzuziehen.

Die Zahl minderjähriger Mütter sinkt in Deutschland immer weiter ab. Laut dem Statistischen Bundesamt waren bereits im Jahr 2017 nur noch 0,5 Prozent der Frauen zum Zeitpunkt ihrer Entbindung unter achtzehn Jahren. In diesem jungen Alter stellt die Mutterrolle zweifelsfrei eine erhebliche Herausforderung für die betroffenen Frauen dar. Eine gute Unterstützung ist für sie besonders wichtig, damit sie und ihre Kinder in eine positive Zukunft blicken dürfen. Ich war froh, dass Anna Liebe und Verständnis von ihrer Mutter erfuhr, denn die Fürsorge vonseiten des Kindsvaters war ihr zum damaligen Zeitpunkt nicht sicher.

Heutzutage gibt es zahlreiche Beratungsstellen und Informationsmöglichkeiten für junge Mütter. Die Internetseite „Jung und Schwanger" der Bundeszentrale für gesundheitliche Aufklärung fasst die unterschiedlichen Hilfsangebote für sie zusammen. Ebenso finden ratsuchende Mütter hier Kontaktdaten wohnortsnaher Hilfseinrichtungen. Zu ihren möglichen Anlaufstellen gehören unter anderem das Jugendamt, die Caritas, das Deutsche Rote Kreuz und die Diakonie.

Gerade junge Mütter haben aufgrund ihrer Unerfahrenheit viele Ängste und Sorgen und benötigen zuverlässigen Rat und Begleitung. In den meisten Fällen ist die Inanspruchnahme einer Familienhebamme sinnvoll. Diese kann schon während der Schwangerschaft hilfreich zur Seite stehen und die junge Mutter nicht nur in den ersten zwölf Lebenswochen, wie es normalerweise der Fall ist, sondern bis zum ersten Geburtstag ihres Kindes besuchen. Die Kosten für eine Familienhebamme werden vom Jugendamt, der Gemeinde oder dem Sozialamt übernommen.

Für minderjährige Mütter gibt es verschiedene geförderte Wohnmodelle. Sind Eltern, anders als Annas Mutter, nicht dazu bereit oder in der Lage, ihrem Kind mit dem Enkelkind Wohnraum zur Verfügung zu stellen, können diese Frauen in der Regel in einer Mutter-Kind-Einrichtung unterkommen.

Der Einsatz eines Vormundes, so wie in Annas Fall, ist gesetzlich vorgeschrieben und dient der Kontrolle wesentlicher Entscheidungen zugunsten des Kindeswohls. Auch das Jugendamt selbst kann Vormund sein, sollte sich innerhalb der Familie niemand für diese Aufgabe finden.

Unterhalt für ihr Kind erhält die Mutter vom Vater des Kindes oder, bei dessen Zahlungsunfähigkeit, vom Jugendamt in Form eines Vorschusses.

Der Mutterschutz und die Elternzeit gelten auch für minderjährige Mütter. Schülerinnen haben zwar keinen Anspruch auf eine Elternzeit, können jedoch die Befreiung von ihrer Schulpflicht erwirken, sollte kein Angehöriger die Betreuung ihres Kindes übernehmen können. Interessant und hilfreich zu wissen ist sicherlich auch, dass seit 2009 auch Großeltern die Möglichkeit geboten wird, eine „Großelternzeit" *zu beantragen, wenn ihre Kinder minderjährig sind oder während ihrer Schul- beziehungsweise Ausbildungszeit ein Kind bekommen.*

Geschichten wie die von Anna zeigen, wie wichtig es im Leben ist, in schwierigen Situationen die Fürsorge und Unterstützung anderer Menschen zu erfahren. Sie können helfen, an den eigenen Herausforderungen zu wachsen und davor schützen, voreilig aufzugeben und später mit falschen Entscheidungen leben zu müssen.

Die zahlreichen Hilfsangebote erleichtern es jungen Frauen heute, sich für ihr Kind entscheiden zu können, ohne dabei die eigenen Lebensplanungen vollständig verwerfen zu müssen. Häufig sind es ihre eigenen Mütter, die ihnen Kraft spenden, sie ermutigen und die ihnen vermitteln, dass sie selbst dazu in der Lage sind, eine gute Mutter werden zu können.

Eine besondere Familie

Als ich zum Spätdienst in die Klinik kam, wirkte der Kreißsaal angenehm ruhig. Lediglich eines der drei Geburtszimmer war belegt und ich war froh, mich voraussichtlich nur auf diese eine Geburt konzentrieren zu dürfen. Häufig war es mir in der Klinik nicht möglich, eine entspannte und persönliche Geburtshilfe zu leisten, die auch meinen eigenen Ansprüchen entsprach. Die Kollegin des Frühdienstes berichtete mir in unserer Dienstübergabe über die Patientin und ihren bisherigen Geburtsverlauf. Bevor ich im Anschluss Frau Mertens Betreuung übernahm, überflog ich selbst noch einmal ihre Krankenakte mit den genauen Daten ihrer medizinischen Vorgeschichte und ihres Schwangerschaftsverlaufs. Es war das vierte Kind der Familie. Die erste Tochter war mit einer Lippen-Kiefer-Gaumenspalte auf die Welt gekommen, ihr zweites Kind wurde gesund geboren, jedoch ihr drittes, ein kleiner Junge, war wiederum krank und verstarb nur wenige Stunden nach seiner Geburt. Er litt an einer schweren Form der Spina bifida, die umgangssprachlich auch als „offener Rücken" bezeichnet wird. Da die Erkrankung in seinem Fall mit einem inoperablen Herzfehler kombiniert gewesen war, hatte er keinerlei Überlebenschancen gehabt. Diese Entbindung lag nun zwei Jahre zurück. Aufgrund der Vorgeschichte war ich fast ein wenig erleichtert, zumindest in den Daten der aktuellen Schwangerschaft keine beunruhigenden Auffälligkeiten festzustellen.

Ich betrat den Kreißsaal leicht angespannt, da ich zu diesem Zeitpunkt nicht absehen konnte, inwieweit die Familie durch den Tod ihres dritten Kindes belastet war. Vielleicht wurde das Paar noch regelmäßig von seinen schmerzlichen Erinnerungen eingeholt, die neue Ängste schürten und ihre Vorfreude trübten. „Guten Tag! Ich bin die Hebamme, die nun Ihre Geburt weiter begleiten wird und hoffentlich dann auch Ihre kleine Maus willkommen heißen darf." Bei meiner Begrüßung schaute ich in zwei offene, freundliche Gesichter. Die werdenden Eltern machten auf Anhieb einen sehr sympathischen Eindruck auf mich.

„Ja, es wäre schön, wenn wir es in der nächsten Schicht hinbekämen", erwiderte Frau Mertens lachend, bevor sie sich wieder ganz auf ihre Atmung konzentrierte, um sich auf die einsetzende Wehe einzustellen. Dabei drückte sie die Hand ihres Ehemannes so fest, dass er sich anstrengen musste, sein Lächeln aufrechtzuerhalten. Mit der freien Hand fuhr er in kreisenden Bewegungen über das Kreuzbein seiner Frau und es war offensichtlich, dass die Massage ihr guttat.

Bei jeder Geburtsbegleitung stelle ich fest, welch wichtige Rolle der Partner einer Gebärenden im Geburtsgeschehen einnehmen kann. Ich glaube, dass ich während meines Berufslebens eine ziemlich zutreffende Einschätzung der Beziehungsdynamik von Paaren erlangt habe. Eigentlich benötige ich im Kreißsaal nur wenige Minuten, bis ich mir zutraue, die Qualität der Beziehung eines Paares zu beurteilen. In dieser Extremsituation, die eine Bandbreite von Gefühlen abdeckt, in der Teamarbeit, Einfühlungsvermögen und Vertrauen gefragt sind, zeigt sich schnell, wer zusammenpasst.

Die Geburt eines Kindes, so entspricht es meiner Beobachtung, wird von den meisten Gebärenden als sehr intime Situation wahrgenommen, da sie phasenweise die Kontrolle über ihren eigenen Körper verlieren. Eine werdende Mutter erlebt nicht nur für sich extreme Schwankungen ihrer Gefühle, sondern teilt diese, häufig ungesteuert, mit ihrer Umwelt. Sie muss darauf vertrauen können, dass die Menschen, die ihren Geburtsprozess medizinisch und menschlich unterstützen, wesentliche Notwendigkeiten und

Bedürfnisse erkennen und dass sie eingreifen, falls es erforderlich wird. Erst dadurch kann sie sich fallen lassen und den temporären Kontrollverlust über sich selbst akzeptieren, ohne ihn als bedrohlich zu erleben.

Der begleitende Partner hat die Möglichkeit, den Geburtsverlauf günstig zu beeinflussen. Bringt er sich aktiv ein und erspürt, wie er tatsächlich helfen kann, erleichtert er es der Gebärenden, sich nur auf das Wesentliche konzentrieren zu können und sich zu entspannen. Bestehen in der Beziehung hingegen Konflikte, ist es ebenso denkbar, dass ein Geburtsprozess durch den Partner beeinträchtigt wird. Eine gebärende Frau, die sich unverstanden oder gar ungeliebt fühlt, ist auch körperlich oftmals sehr angespannt. Dieses kann unter Umständen zu einer Verzögerung des gesamten Verlaufs führen.

Die einander zugewandte Art dieses Paares ließ erkennen, wie sehr für beide die Partnerschaft von Liebe und Vertrauen gekennzeichnet war. Auch die von ihnen selbst gewählte Sitzposition zeigte ihre Verbundenheit. Während die werdende Mutter tief in ihren Bauch atmete, saß ihr Ehemann hinter ihr und gab ihr den notwendigen Halt, wenn sie sich in den Wehenpausen in seine Arme zurückfallen ließ. Sie sprachen kaum und schienen sich dennoch mit diesen wenigen Worten wunderbar zu verstehen.

Nach kurzer Zeit hielt ich es für notwendig, Frau Mertens zu untersuchen, um eine genauere Einschätzung des Geburtsfortschritts zu gewinnen. „Toll, der Muttermund ist jetzt sechs Zentimeter eröffnet. Sie haben also schon richtig viel geschafft", stellte ich erfreut fest und motivierte das Paar, weiterzumachen wie bisher.

Wir hatten zu diesem Zeitpunkt eine gute menschliche Ebene miteinander gefunden und so wagte ich mich behutsam vor, auch über die schmerzliche Erfahrung der letzten Entbindung zu sprechen. Der Ehemann berichtete mir daraufhin, wie sehr sie der Abschied von ihrem Kind mitgenommen habe und wie schwer es auch heute noch sei, den schweren Verlust zu akzeptieren.

„Wir dachten damals, wir seien auf unsere Gefühle vorbereitet. Wir wussten ja seit Monaten, dass uns kaum Zeit miteinander bleiben würde, und hatten somit die Möglichkeit, uns bereits im Vorfeld mit dieser traurigen Tatsache auseinanderzusetzen. Schließlich mussten wir aber feststellen, dass uns der Schmerz in der akuten Situation dennoch überwältigte. Unser Kind in den Armen zu halten, es auf der Welt zu begrüßen, und zu wissen, dass wir uns umgehend wieder von ihm verabschieden müssen …" Ihm kamen die Tränen und er hielt für einen kurzen Moment inne, bevor er weitersprach: „Dieses Gefühl der Machtlosigkeit und Trauer kann ich Ihnen auch heute nicht beschreiben."

Ich spürte bei dem Gedanken an die damalige Situation plötzlich einen Kloß im Hals. Trotzdem erschien es mir richtig, darüber zu sprechen. Ich fühlte, dass dieses Gespräch etwas Befreiendes haben würde, und dass es wichtig war, um die vertrauensvolle Basis für unsere Zusammenarbeit weiter zu stärken.

Meine Gedanken wurden von Frau Mertens' Worten unterbrochen. „Wir sind dennoch sehr dankbar für die wenigen gemeinsamen Stunden, die uns blieben. Wir bekamen, genauso wie unsere beiden Kinder, die Möglichkeit, unseren Sohn kennenzulernen. In dieser kurzen Zeit versuchten wir, ihm all unsere Liebe zu schenken. Als schließlich sein kleines Herzchen immer schwächer wurde, hielten wir ihn und halfen ihm, loszulassen. Wir werden ihn immer in liebevoller Erinnerung behalten und so wird er ein wichtiger Teil unserer Familie bleiben." Sanft umschloss Herr Mertens das Gesicht seiner Frau mit den Händen und gab ihr einen zärtlichen Kuss auf die Stirn. Danach trocknete er die kleine Träne, die langsam ihre Wange hinunterlief. Es bedurfte keiner weiteren Worte, um die Liebe und Verbundenheit dieser

Eheleute zu erkennen. Sie teilten eine traurige Geschichte, an der ihre Beziehung aber keineswegs zerbrochen war.

Die Zeit verging und die Geburt schritt gut voran. Am frühen Abend waren die Wehen so kräftig, dass sie den Muttermund vollständig eröffnet hatten. Es sollte nun nicht mehr lange dauern, bis das Kind endlich zur Welt kam. Die anderen beiden Kinder des Paares waren, wie ich erfuhr, bei den Großeltern gut untergebracht, sodass sich die Eltern ausschließlich auf die Ankunft ihres Babys konzentrieren konnten.

Die Herztöne zeigten, dass nicht nur die Mutter, sondern jetzt auch ihr Kind zunehmend gefordert wurde. Allerdings kommt dies in der letzten Phase der Geburt häufig vor und gab mir daher keinen Anlass zu besonderer Sorge. Eigentlich erwartete ich ein rasches Geburtsende, doch das Köpfchen trat, unüblich für eine Viertgebärende, nur sehr langsam tiefer.

Die diensthabende Ärztin, die auch meine Freundin war, schaute im Kreißsaal vorbei, um sich über den aktuellen Stand der Geburt zu informieren. Wir tauschten uns kurz über das weitere Vorgehen aus, bevor sie sich aufmunternd der Patientin zuwandte: „Oh, ich sehe, hier geht es gut voran. Ich werde nun wohl besser auch bei Ihnen im Kreißsaal bleiben. Sie haben das meiste ja schon geschafft."

Jetzt halfen wir Frau Mertens, eine Gebärposition einzunehmen, in der sie aufrechter sitzen konnte. Als sie vor dem Kreißbett stand, stöhnte sie wenig später lautstark und nahm den kühlen Waschlappen dankbar entgegen, den ihr Ehemann ihr in jeder Wehe reichte. Für die allerletzten Presswehen setzte sich die werdende Mutter auf den Gebärhocker. Endlich konnte man von außen den Haarflaum ihres Kindes erkennen. Millimeter für Millimeter schob sich das Köpfchen über ihren Damm.

Langsam drehte sich nun die Schulter des Kindes nun im Geburtskanal und wir schauten ein erstes Mal in das noch leicht zerknautschte Gesicht des kleinen Mädchens. Ein erschrockener Blickwechsel zwischen mir und der betreuenden Ärztin reichte aus, um zu wissen, dass wir beide in diesem Moment den gleichen Gedanken teilten. Die leicht schräg stehenden Augen und die flache Nasenwurzel waren nicht zu übersehen.

Die letzte Wehe kam und auch der Rest des kleinen Körpers nahm den Weg in die Welt. Das Neugeborene lag zunächst reglos auf der vor dem Hocker ausgebreiteten Matte. Durch eine leichte Stimulation am Füßchen begann es aber zaghaft zu weinen. Der Vater folgte unserer Aufforderung, trennte gerührt die Nabelschnur seiner Tochter durch und die Eltern begrüßten ihr Kind mit liebevollen Streicheleinheiten. Anschließend wickelten wir das Mädchen in warme Handtücher ein und legten es für die Erstversorgung unter die Wärmelampe der Untersuchungseinheit. Es wirkte immer noch ein wenig schlapp. Seine Herzfrequenz jedoch war normal. Es atmete regelmäßig und wurde mit jeder Minute etwas rosiger. Und trotzdem konnten wir die Anzeichen für unseren Verdacht nicht leugnen.

„Stimmt etwas nicht? Sie sehen etwas beunruhigt aus", stellte Herr Mertens besorgt fest. Wir versuchten die richtigen Worte zu wählen, um nun möglichst feinfühlig seine Frage zu beantworten. „Wir würden sehr gerne den Kinderarzt hinzuziehen, denn wir haben tatsächlich Auffälligkeiten festgestellt. Lassen Sie uns zunächst aber abwarten, was diese Untersuchung ergeben wird. Ihrer Tochter geht es im Moment gut und es ist sicher nichts Lebensbedrohliches."

Ich sah die Sorge und Angst in den Gesichtern der Eltern, die ich ihnen nicht ohne Weiteres nehmen konnte. Allerdings bemühte ich mich durch einen entspannt anmutenden Umgang mit dieser unerwarteten Situation, eine unkontrollierbare Angstreaktion der Eltern zu verhindern. Das Mädchen war stabil und so verließ ich, während meine Kollegin die Aufsicht übernahm, den

Kreißsaal und verständigte den Kinderarzt Doktor Grewe. Ich bat ihn, sich ein Neugeborenes mit Verdacht auf Trisomie 21, das sogenannte Down-Syndrom, anzuschauen.

Doktor Grewe untersuchte das kleine Mädchen sorgfältig. Er stellte zufrieden fest, dass es mittlerweile einen fitteren Eindruck machte. Nacheinander löste er die Reflexe aus, die für die Beurteilung der Gesundheit wichtig sind, und hörte sein Herzchen und seine Lunge ab.

„Wie soll Ihr Töchterchen denn eigentlich heißen?", fragte Doktor Grewe und setzte sich mit dem Kind in seinen Armen an das Bett der Patientin. Sie schaute ihn ängstlich an.

„Sie heißt Isabella. Ist mit ihr alles in Ordnung?"

Doktor Grewe sah Frau Mertens freundlich an und lächelte: „Sie haben eine wirklich hübsche Tochter. Organisch gibt es zum jetzigen Zeitpunkt bei ihr rein gar nichts auszusetzen. Allerdings sehe ich deutliche Anzeichen dafür, dass Isabella mit Trisomie 21 auf die Welt kam. Natürlich werden wir das noch durch eine Chromosomenanalyse bestätigen müssen."

„Was bedeutet das? Wird sie leben?" Herr Mertens wirkte verunsichert. Der Kinderarzt bemühte sich umgehend, die Eltern zu beruhigen und ihnen zumindest ihre unbegründeten Sorgen zu nehmen. Sehr einfühlsam und detailliert erklärte er, was ein Leben mit dieser Einschränkung bedeute. Er versicherte, dass beim Fehlen weiterer Auffälligkeiten – und davon gehe er aus – einem langen und erfüllten Leben des Kindes nichts im Wege stünde.

Als Doktor Grewe schließlich nach Beantwortung aller Fragen den Kreißsaal wieder verließ, lag Isabella im Arm der Mutter und trank an ihrer Brust. Sie war friedlich und hatte von alldem, was gerade gesprochen wurde, nichts mitbekommen. Herr Mertens saß auf einem Sessel neben seiner Frau. Ich konnte sehen, dass Tränen seine Augen erfüllten. In diesem Moment glaubte ich nachvollziehen zu können, wie sich die Eltern fühlen mussten.

Sie hatten bereits so viel Leid ertragen müssen und wieder war es ihnen nicht vergönnt, einfach unbeschwert glücklich zu sein. Jedenfalls vermutete ich, dass sie so fühlten. Sie taten mir unglaublich leid.

Dann aber passierte etwas, das ich in dieser Form niemals erwartet hätte und mich in meiner Erinnerung bis heute begleitet. Leise, mit einem liebenden Blick auf sein Kind, sagte der Vater: „Danke, dass du lebst und bei uns bleibst. Wir hatten solche Angst, dich wieder zu verlieren.

In diesem Augenblick wurde mir plötzlich klar, dass die Tränen nicht seiner Trauer geschuldet, sondern vielmehr Tränen der Freude waren. Er war dankbar dafür, dass dieses Kind nicht sterben musste. Nichts anderes zählte mehr.

Nun schaute Frau Mertens in die Augen ihres Mannes und ergriff seine Hand: „Wir werden es schaffen! Gemeinsam, so wie immer. Unser Kind hat sich für diese Aufgabe die richtige Familie ausgesucht."

Die Eltern waren sich sicher, dass auch die Geschwister ihre Schwester fürsorglich aufnehmen würden. Schließlich hatten auch sie schon den Verlust eines Geschwisterteils miterlebt und lernen müssen, mit eigenen gesundheitlichen Einschränkungen, wie die der Lippen-Kiefer-Gaumenspalte, umzugehen. Vielleicht waren die Eltern deshalb so hoffnungsfroh, da sie spürten, dass ihre Tochter ein ganz besonderes Mädchen war - so besonders wie diese ganze Familie.

Es gibt Momente im Leben, die auch in der Wiederholung nichts von ihrem Zauber verlieren. Die Geburt eines Kindes gehört sicherlich zu diesen herausragenden Augenblicken. Auch als Hebamme erlebe ich

jede Entbindung als etwas Besonderes. Während der Ausbildung konn-
te ich meine Tränen der Rührung oft kaum zurückhalten, wenn ein
Kind das Licht der Welt erblickte und zum ersten Mal in die Augen
seiner Eltern sah. Mit den Jahren und der zunehmenden Anzahl der
von mir begleiteten Geburten bekam ich meine Emotionen deutlich
besser unter Kontrolle und dennoch berührt mich der faszinierende
Moment einer Geburt weiterhin. Im Beruf derartig starke Gefühle
empfinden zu dürfen, macht wahrscheinlich die Leidenschaft aus, mit
der die allermeisten Hebammen ihrer Tätigkeit nachgehen. Leider gibt
es im Kreißsaal aber auch Ereignisse, die den Augenblick der Geburt
ganz unerwartet seines Glanzes berauben, da man feststellen muss,
dass etwas sehr Wesentliches nicht in Ordnung ist, so wie bei der klei-
nen Isabella.

In meinem Berufsalltag hatte ich wiederholt erlebt, dass sich Men-
schen durch eine längere Auseinandersetzung mit ihrem Schicksal
abfinden konnten. Jedoch löst die Geburt eines behinderten Kindes
zunächst bei allen Eltern Trauer oder Verunsicherung aus. Diese Emp-
findungen wichen im Fall von Familie Mertens aber unmittelbar, und
nicht erst zeitversetzt, einem Gefühl tiefer Dankbarkeit. Mir hat die
wunderbare Erfahrung mit dieser Familie auf eine sehr beeindrucken-
de Weise gezeigt, wie bedingungslos die Liebe von Eltern zu ihrem Kind
sein kann. Ebenso hat mich der Umgang der Eltern mit der Situation
nicht nur unglaublich berührt, sondern auch mit Respekt und Ach-
tung erfüllt. Immer wieder erinnere ich mich gerne an Familie Mertens
zurück, denn sie hat es geschafft, eine große Herausforderung nicht
als Bürde, sondern als ein wunderbares Geschenk anzunehmen und
wertzuschätzen.

Dreisam einsam

„Kannst du mich in der Wehe halten?" Unsicher griff sie nach der Hand ihres Ehemannes. „Vielleicht hilft es auch ein wenig, wenn du mir das Kreuzbein massierst. Der Wehenschmerz zieht so sehr in meinen Rücken." Er legte, ohne die Frage zu beantworten, eine Hand auf die Schulter seiner Frau, um ihr auf diese Weise während der Wehe den gewünschten Halt zu geben. Seine andere Hand kreiste dabei nun monoton über ihr Kreuzbein. „Das tut unheimlich gut, vielleicht noch ein bisschen fester", stellte sie dankbar fest. Herr Beck reagierte, indem er den Druck leicht verstärkte. Sein Blick war zum Fenster gerichtet, sein Gesichtsausdruck frei von Emotionen.

Ich betreute das Paar erst seit wenigen Stunden. Sie waren beide Mitte dreißig und erwarteten ihr erstes Kind. „Es wird ein Mädchen. Endlich bekommen auch unsere Eltern nun ihre erste Enkelin. Alle unsere Geschwister haben bisher nur Jungen. Wir waren so glücklich, als wir beim Ultraschall das Geschlecht erfuhren", berichtete Frau Beck aufgeregt. Die Fröhlichkeit in ihrem Tonfall wirkte jedoch unnatürlich und ein wenig erzwungen. „Ich bin dann noch direkt im Anschluss an die Untersuchung losgefahren und habe die ersten rosafarbenen Kleidchen gekauft. Erinnerst du dich?", auffordernd schaute sie ihren Mann an.

Ich spürte, wie sehr sie sich in diesem Moment wünschte, dass er in ihr Erzählen über das gemeinsam Erlebte einstieg. Er blieb jedoch still. Zwar erfüllte er zuverlässig ihre geäußerten Wünsche, indem er sie massierte und ihr regelmäßig das Wasserglas und den kühlen Waschlappen reichte, doch tat er all das mit einer deutlich wahrnehmbaren Gleichgültigkeit.

In meiner Tätigkeit als Hebamme habe ich die Erfahrung gemacht, dass nicht nur die Gebärende durch ihre besondere Lage an persönliche Grenzen stoßen kann. Auch viele Ehemänner fühlen sich mit ihrer Rolle überfordert, insbesondere wenn sie das erste Mal eine Geburt begleiten. Im Kreißsaal verhalten sich die gebärenden Frauen ihren Männern gegenüber sehr unterschiedlich. Einige Frauen sind offensiv, beziehen ihre Männer eigeninitiativ in das Geburtsgeschehen mit ein und formulieren ihnen gegenüber Bedürfnisse klar und offen. Andere sind so sehr auf sich und den eigentlichen Geburtsvorgang konzentriert, dass jegliche Ablenkung oder Beeinflussung von außen, auch die des fürsorglichen Partners, auf sie störend wirkt. Mit dem wenig vorhersehbaren Verhalten ihrer Ehefrauen können einige der werdenden Väter oftmals schwer umgehen und sind verunsichert.

War Herr Beck vielleicht auch nur etwas hilflos?

Die Geburt schritt gut voran. Wir versuchten verschiedene Gebärpositionen und ich bemühte mich, den Ehemann durch kleine, von ihm gut zu bewältigende Tätigkeiten selbst aktiv werden zu lassen. Ich erhoffte mir, dass er auf diese Weise in einem größeren Umfang Teil des Geschehens würde. Er kümmerte sich nun um den regelmäßigen Wechsel der mitgebrachten CDs, unterstützte mich bei der Umlagerung seiner Ehefrau und suchte gemeinsam mit mir nach geeigneten Aromaölen zur Entspannung.

Während Frau Beck sichtlich Nähe und Zuspruch vermisste, blieb das Verhalten ihres Ehemannes konstant zurückhaltend und wirkte auf mich nahezu distanziert. „Wie lange wird es wohl voraussichtlich noch dauern? Wäre es eventuell möglich, kurz zu telefonieren und einen Kaffee in der Cafeteria zu trinken?", fragte Herr Beck freundlich, aber für mich ziemlich überraschend. Es durfte ihm eigentlich nicht entgangen sein, dass seine Anwesenheit seiner Frau äußerst wichtig erschien. Auch ihr sorgenvoller Blick im Moment seiner Fragestellung bekräftigte diese Annahme.

„Es wird schon noch ein Weilchen dauern, bis Sie Ihre Tochter begrüßen dürfen", beantwortete ich recht sachlich seine Frage. Dann verließ Herr Beck den Kreißsaal und ließ uns in einer bedrückten Stimmung zurück. Die Patientin sah plötzlich unendlich traurig aus. Sie streichelte bedächtig ihren Bauch und schaute abwesend auf die Anzeige des Wehenschreibers, der regelmäßig in zweiminütigen Abständen einen deutlichen Ausschlag verzeichnete.

Ich hatte während der gesamten Zeit meiner Betreuung gespürt, dass hier etwas nicht stimmte. Ich konnte diese Empfindung nur noch nicht richtig einordnen. Jetzt, da sich die Möglichkeit dazu bot, hielt ich es für richtig, der Ursache nachzugehen, um die bizarre Situation klären zu können.

„Was ist los? Geht es Ihnen nicht gut? Sie wirken ein wenig unglücklich auf mich." Ich suchte den Blick von Frau Beck und erkannte, dass sie von meiner direkten Nachfrage peinlich berührt war. Sie blieb zunächst still, bis die nächste kräftige Wehe sie zur geräuschvollen Veratmung zwang. Nun ergriff sie meine Hand, drückte sie fest und lockerte ihren Griff erst wieder, als die Wehe beendet war. Erschlafft fielen ihre Arme auf das Bettlaken zurück.

„Er ist gegangen, um ihr Bescheid zu geben." Dann fuhr sie leise fort: „Ich habe immer noch gehofft, dass er sich für uns entscheidet."

„Wem möchte er Bescheid geben?", hakte ich nach.

„Er hat vor einigen Monaten eine andere Frau kennengelernt. Bei uns lief es da schon seit längerer Zeit nicht mehr wirklich gut. Dann erfuhr ich, dass ich schwanger war, und wir wollten es noch einmal miteinander versuchen. Doch in Gedanken schien er immerfort bei ihr zu sein. Vor drei Wochen sagte er mir dann, dass er gehen werde. Er versprach aber, seiner Vaterrolle gerecht zu werden. Irgendwie habe ich trotzdem bis heute gehofft, dass er es sich noch anders überlegen würde."

Ich nahm sie in den Arm. Nun erschien mir das gezeigte Verhalten des Ehemannes erstmals plausibel. Wie schwer musste es für Frau Beck sein, unter diesen Umständen ihr erstes Kind zu gebären?

„Leider ist ein Kind als Kittungsversuch einer Beziehung nicht besonders erfolgversprechend. Wird es denn Menschen geben, die nach der Geburt für Sie da sein werden?", fragte ich sie. „Mein Mann hat mir versichert, dass auch er sich um uns kümmern wird", antwortete sie. „Ich weiß allerdings nicht, in welchem Maß ich das dann ertrage. Ich habe sicherlich keine Lust, dauerhaft die Rolle der bemitleidenswerten Ex-Frau zu spielen." Sie seufzte. „Meine Eltern sind auf jeden Fall für mich da, genauso wie meine Schwiegereltern. Auch meine allerbeste Freundin hat versprochen, mich zu unterstützen. Sie alle freuen sich doch so sehr auf unser kleines Mädchen." Sie versuchte zu lächeln, wirkte dabei aber zerbrechlich und verletzt. „Wir waren einmal so glücklich. Das scheint nun ein für alle Mal vorbei zu sein."

Herr Beck kehrte wenig später in den Kreißsaal zurück, fand auf dem Gymnastikball neben dem Kreißbett Platz und erkundigte sich bei seiner Ehefrau nach dem aktuellen Stand der Dinge.

„Ich komme eigentlich ganz gut zurecht."

„Ja. Sie macht das unglaublich toll! Es dauert auch nicht mehr lange", bestätigte ich Frau Becks Aussage.

Ich musste jetzt umdenken und meine Betreuung der veränderten Situation anpassen. Es war mit Sicherheit nicht förderlich, Herrn Beck weiterhin in dem bisherigen Umfang in das Geburtsgeschehen mit einzubeziehen. Auch er selbst musste sich dabei sehr unwohl fühlen. Noch mehr machte ich mir in diesem Moment jedoch Gedanken um Frau Beck, die jeden kleinen Augenblick der Zurückweisung als weitere Verletzung empfinden würde.

Es ging mir vor allem darum, sie zu unterstützen und eine gute Geburtshilfe zu leisten. Ich bemühte mich, ihr im weiteren

Verlauf verstärkt meine eigene Hilfe anzubieten, ohne dabei auf Herrn Beck ausgrenzend zu wirken. Sie nahm meine Hilfestellungen gerne an, konnte sich sichtlich besser entspannen und fokussierte sich weitestgehend auf sich selbst und ihren Körper.

Kurze Zeit später gebar Frau Beck ein gesundes Mädchen. Es wurde herzlich von beiden Elternteilen empfangen. Die fehlende Einheit des Paares wurde in diesem höchstemotionalen Moment allerdings besonders deutlich. Das Empfinden, endlich eine Familie zu sein, blieb aus.

Das Mädchen ruhte zunächst friedlich auf der Brust seiner Mutter. Nach eingehender Bewunderung legte Frau Beck ihre kleine Tochter in den Schoß ihres Mannes. Auch Herr Beck schien von dem Anblick seines ersten Kindes sehr berührt zu sein. Er verweilte einige Zeit in gleicher Position und streichelte sanft über das Köpfchen seiner Tochter. Schließlich reichte er sie vorsichtig an seine Frau zurück. „Ich werde morgen wiederkommen. Ruht euch jetzt erst einmal aus." Er wandte sich ab und ging zur Tür.

Frau Beck schaute ihm nach. Sie wirkte traurig, jedoch in diesem Augenblick für mich erstaunlich gefasst. Die Hoffnung auf eine Fortführung der Beziehung hatte sich nicht erfüllt, so viel war klar. Doch genau dieses Bewusstsein der Endgültigkeit schien für Frau Beck etwas Befreiendes zu haben.

Ich half der jungen Mutter dabei, sich frisch zu machen, und brachte ihr anschließend das Abendessen. „Wir werden das schon hinkriegen. Wer weiß, vielleicht gibt es für mich auch wieder einen Neustart", äußerte sie sich plötzlich zuversichtlich.

„Eine Sache haben wir jedenfalls ziemlich gut hinbekommen!" Mit einem seligen Blick beugte sie sich zu ihrer Tochter und küsste sie zärtlich auf die Stirn.

Die erste Geburt

Es waren nur noch zwei Tage bis zum errechneten Entbindungstermin. Anzeichen für eine kurz bevorstehende Geburt blieben bislang allerdings aus. Ihr Bauch war kugelrund und sie hatte das Gefühl, bald platzen zu müssen, wenn sich nicht endlich etwas tat.

„So langsam muss es doch auch für dich zu unbequem werden." Sie streichelte liebevoll über die gespannte Haut ihres riesigen Bauches, der ihr mittlerweile selbst alltägliche Dinge wie die Parkplatzsuche erschwerte. So war es bereits vorgekommen, dass sie in engen Parklücken auch schon einmal den unbequemen Weg über die Kofferraumklappe hatte nehmen müssen. Doch neben dem Wunsch nach mehr Leichtigkeit in ihrem Alltag wünschte sie sich vor allem eine natürliche Geburt und Wehen, die ganz von allein einsetzten. Mit jedem weiteren Tag wurde jedoch eine medikamentöse Geburtseinleitung immer wahrscheinlicher.

Die Schwangerschaft war bis auf die üblichen kleineren Probleme völlig komplikationsfrei verlaufen. Durch ihren Beruf hatte sie in den letzten Monaten viele Überstunden gesammelt, sodass sie ihren Mutterschutz acht Wochen früher hatte antreten können. In dieser ungewohnten Zeit der Ruhe konnte sie die Veränderungen ihres Körpers sehr bewusst wahrnehmen und sich mit ihrer zukünftigen neuen Rolle als Mutter auseinandersetzen. Sie hätte es kaum für möglich gehalten, sich mit der Figur eines Walrosses einmal derartig glücklich und pudelwohl zu fühlen.

Seit einem Jahr war sie mit ihrem Mann verheiratet. Gemeinsam bewohnten sie eine schöne Dreizimmerwohnung, die durch kleine räumliche Veränderungen jetzt auch genügend Platz für den Familienzuwachs bot. Selbstgemalte Ameisenbären, Zebras und fliederfarbene Nilpferde zierten die einst weißen Wände des neuen Kinderzimmers. Vielleicht hätte sie sich beim Malen der kleinen Details noch mehr Mühe gegeben, hätte sie schon damals geahnt, wie viele Stunden sie zukünftig mit ihrem schlaflosen Baby auf dem Arm vor den einzelnen Bildern verbringen würde, da sie ihm stets ein Lächeln auf sein Gesicht zauberten.

Sie hatte sich immer schon gefragt, wie sie eine eigene Schwangerschaft und die anschließende Geburt wohl empfinden würde. Die Berichte anderer Frauen waren nicht immer so ermutigend gewesen, diese Erfahrungen selbst einmal machen zu wollen. Letztendlich aber hatte sie die Erinnerung an ihre Kindheit ein wenig beruhigt. Auch damals hatte sie entschieden, den schaurigen Geschichten vom schmerzvollen Zähneziehen nur eingeschränkt Glauben zu schenken. Zu Recht, wie sich zeigte, denn es erwies sich als weitaus harmloser als von ihren Freundinnen prophezeit.

Das eigene Kind in sich zu spüren und seine ersten kleinen Tritte wahrzunehmen war nicht nur unbeschreiblich schön, sondern gleichermaßen aufregend. Die ersten Bewegungen hatte sie zu Beginn der 20. Schwangerschaftswoche bemerkt. Zunächst fühlten sie sich wie kleine Bläschen an, die langsam an ihrer Bauchwand aufstiegen und nach wenigen Sekunden wie Seifenblasen ganz zart wieder zerplatzten. Sie bedauerte, dieses Erlebnis über einen langen Zeitraum mit niemandem unmittelbar teilen zu können. Umso mehr freute sie sich, als die kleinen Tritte intensiv genug wurden, um sie auch von außen ertasten zu können. Endlich konnten sie auch den werdenden Vater erreichen und ihn in ähnlicher Weise emotional berühren.

An einigen Tagen, insbesondere, wenn sie viel unterwegs gewesen war, spürte sie ihr Baby kaum. Dann passierte es gelegentlich, dass eine plötzliche Angst sie ergriff. In diesen Fällen klopfte sie behutsam gegen ihre gespannte Bauchdecke. Sie hoffte, dass der kleine Junge nur schlief und dass dies die Ursache für seine Regungslosigkeit war. Erst, wenn er ihr mit einem Gegenklopfen antwortete, konnte sich ihr rasendes Herz langsam wieder beruhigen.

Geduld gehörte noch nie zu ihren persönlichen Stärken. Nun, da sich auch immer mehr Angst unterschwellig in ihr breitmachte, dass noch etwas schiefgehen könne, fiel es ihr umso schwerer, ruhig und abwartend zu bleiben. Der errechnete Entbindungstermin stand so unmittelbar bevor, dass jeder neue Tag von der Ungewissheit begleitet wurde, wie er sich schließlich entwickeln würde.

„Mist, jetzt muss sich der kleine Mann wirklich langsam auf den Weg machen!" Sie wusste, dass Ella, ihre Beleghebamme, am kommenden Wochenende zu einem dreitägigen Städtetrip nach London aufbrechen wollte. Sie musste etwas tun und zur Not dem Ganzen selbst einen kleinen Anstupser verpassen. Die Zutaten für einen wehenanregenden „Cocktail" hatte sie bereits vor Tagen in der Apotheke besorgt. Sie warteten eigentlich nur noch auf sie als mutige Probandin.

Am Nachmittag mischte sie mit einem etwas mulmigen Gefühl alle Zutaten in einem großen Weizenglas zusammen und hoffte, dass dieses sämige und übelriechende Gebräu endlich die erwünschte Wirkung erzielen könnte. Doch bevor sie den ersten Schluck des Getränks zu sich nahm, setzte sie vorsichtshalber ihren Ehemann in Alarmbereitschaft.

„Ich trinke jetzt den Wehencocktail. Ehrlich gesagt, sieht er nicht besonders appetitlich aus. Drück mal die Daumen, dass er dann zumindest wirkt wie bei unserer Schwägerin. Du kannst aber erst mal ganz ruhig weiterarbeiten, ich wollte nur, dass du schon mal Bescheid weißt."

Als sie den Hörer auflegte, hoffte sie, während des kurzen Gesprächs möglichst gelassen gewirkt zu haben. Doch sie ahnte, dass auch ihr Mann zu nervös war, um einfach weiterzuarbeiten wie vor ihrem Anruf. Er versuchte immer ruhig und gefasst zu wirken, in nahezu jeder erdenklichen Situation. Ihr war jedoch aufgefallen, dass in den letzten Tagen auch seine Anspannung deutlich zugenommen hatte.

Am frühen Abend rief sie erneut in seinem Büro an. Die ersten Schmierblutungen hatten eingesetzt. „Mach dir bitte keine Sorgen! Das muss noch gar nichts bedeuten." Ihre zweite Nachricht aber ließ den nervösen Ehemann umgehend vom Schreibtisch aufbrechen.

Es begann eher harmlos. Beim abendlichen Spaziergang um den Block hielt sie immer wieder für einige Sekunden inne, um ihre noch sehr unregelmäßigen Wehen zu veratmen. Sie war froh, nicht mehr allein zu sein, und beruhigt, dass jemand auf sie beide aufpasste.

Sie hatte sich vorgenommen, am heutigen Abend früh schlafen zu gehen, um möglichst ausgeruht und für alle Eventualitäten gewappnet zu sein. Wenig später, nachdem sie sich gerade erst hingelegt hatte, wurde sie dann unvorbereitet durch starke Wehen wieder aus ihrem Dämmerschlaf gerissen. Sie war derartig vom Schmerz überwältigt, dass sie sich kaum dazu in der Lage fühlte, die erlernten Atemtechniken anzuwenden.

Mühsam quälte sie sich aus dem Bett.

„Verdammt, tat das weh!"

Sie erreichte gerade noch die Zimmerwand, um sich gegen diese zu stützen, bevor die nächste heftige Wehe sie übermannte. Ihr Ehemann war, angetrieben durch ihr lautes Stöhnen, umgehend zur Stelle und bot seine Hilfe an.

„Sag mir einfach, was ich tun kann." Unsicher sah er sie an.

„Bitte versteh mich nicht falsch, aber lass mich jetzt erst mal ein bisschen in Ruhe. Geh ruhig zurück ins Bett. Ich muss selbst irgendwie versuchen, mit den Schmerzen klarzukommen." Sie hoffte wirklich, dass sie ihren Mann durch ihr abwimmelndes Verhalten nicht gekränkt hatte.

An Schlaf aber war nun auch für ihn nicht mehr zu denken. Zurückhaltend nahm er im Sessel des Schlafzimmers Platz und beobachtete das Geschehen weiter aus dem Hintergrund. „Ich bin da, wenn du etwas brauchst. Soll ich dir vielleicht wenigstens ein Glas Wasser holen?"

„Nein, im Moment nicht", antwortete sie und verließ das Schlafzimmer, um dann unruhig schnaufend auf dem Flur auf und ab zu tigern. Ihr eigenes Verhalten erinnerte sie an eine Sequenz aus der Tierdokumentation, die sie sich vor Kurzem im Fernsehen angeschaut hatte. Erstmals erfuhr sie am eigenen Leib, wie sich die Unruhe anfühlt, die durch Geburtswehen verursacht wird.

„Oh, mein Gott, tut das weh!", stieß sie hervor und ihr wurde klar, dass ihr nichts anderes übrig blieb, als mit diesem Schmerz umzugehen. Sie konnte ihre Tränen nicht länger zurückhalten. Auf einmal spürte sie den gewaltigen Umbruch, der sich unaufhaltsam ankündigte und einen neuen Lebensabschnitt für sie einläutete. In diesem Moment vermischten sich die unterschiedlichsten Gefühle der Angst und der Freude und erschwerten es ihr, einen klaren Kopf zu behalten.

Nach weiteren schweißtreibenden Wehen hatte sie sich endlich etwas gefangen. Sie schaffte es jetzt zunehmend besser, die kurzen Pausen zu nutzen und Kraft für die nächsten wellenartigen Schmerzattacken zu schöpfen.

„Lass mir doch bitte die Badewanne ein. Vielleicht hilft mir das warme Wasser ein bisschen dabei, lockerer zu werden." Ihr Mann war dankbar, endlich etwas tun zu können, befüllte umgehend die Badewanne und half ihr beim Einstieg. Einen Moment lang glaubte sie tatsächlich, Entspannung finden zu können. Doch schon nach kurzer Zeit suchte sie erneut nach einer bequemeren Position und stellte frustriert fest, dass das nicht so leicht war, wie sie gedacht hatte.

„Wer hat eigentlich behauptet, dass man sich in diesem Zustand im Wasser wohlfühlen könne?" Fluchend bemerkte sie, dass die Wehen deutlich intensiver wurden. Sie wertete das als unangenehmes, doch zumindest positives Zeichen dafür, dass es sich um echte Wehen handelte, die zur Geburt ihres Kindes führen würden. Sie beschloss, ihre Hebamme zu informieren und anschließend in die Klinik zu fahren.

Die Kliniktasche stand seit Wochen gepackt im Flur. Beim Verlassen der Wohnung schnappte sie sich noch schnell ein Badehandtuch, um den Beifahrersitz der nagelneuen Familienkutsche nicht durch den zu befürchtenden Blasensprung zu gefährden.

Die anschließende Fahrt in die Klinik verlief zum Glück ruhig und ohne jegliche Zwischenfälle. Allerdings entspannten sich die Gesichtszüge ihres Ehemannes erst wieder, als er seinen Wagen sicher auf dem Klinikgelände abgestellt und auch Ellas Auto auf dem Parkplatz gesichtet hatte.

Es war kurz vor 23 Uhr, als ihre Hebamme sie das erste Mal untersuchte und feststellte, dass der Muttermund bereits drei Zentimeter geöffnet war. Das Köpfchen ihres Kindes stand aber noch ziemlich hoch, unverändert zur letzten Vorsorgeuntersuchung. Obwohl die Wehen unglaublich kräftig waren, schien der kleine Mann mit den Strapazen gut zurechtzukommen, zumindest konnten seine Herztöne kaum besser sein.

„Bisher scheint hier nur eine Person gestresst zu sein", stellte sie selbstironisch fest, fühlte sich, da sie sich im sicheren Klinikumfeld befand, aber deutlich wohler.

Erneut versuchte sie, in der Badewanne zu entspannen. Die Gebärwanne im Kreißsaal war um einiges größer als ihre eigene und am seitlichen Wannenrand befand sich auf jeder Seite ein Haltegriff. Obwohl sie diese in jeder Wehe fest umklammerte und gelegentlich auch das über ihr befestigte Hilfsseil griff, fehlte es ihr dennoch an Halt. Schließlich stand endgültig fest, dass eine Wassergeburt für sie nicht in Frage kam. Sie merkte, dass sich in der Realität einige Vorstellungen einfach nicht bewahrheiteten beziehungsweise nicht umsetzen ließen. Im Kreißsaal war dies wohl recht häufig der Fall, denn die wenigsten Frauen konnten sich im Vorhinein vorstellen, wie sich der Geburtsschmerz anfühlen mochte. Auch das Befinden des Kindes war nicht vorhersehbar und konnte die eigenen Wünsche durchkreuzen.

Sie selbst war auch bis zu diesem Tag felsenfest davon überzeugt gewesen, ihr erstes Kind im Wasser zu gebären, und spürte nun, dass sich diese Position nicht für sie eignete. Sie musste umdenken und eine Alternative finden.

„Ich möchte stehen! Vielleicht kommt dann auch das Köpfchen etwas tiefer?", fragend schaute sie Ella an. Sie half ihr umgehend aus der Wanne und beim anschließenden Abtrocknen ihres Körpers. Die nächste Wehe empfand sie, vor allem durch den Positionswechsel, als besonders heftig. Sie hängte sich an den Hals ihres Mannes und hatte das Gefühl, dass sich ihr Kind, der Schwerkraft folgend, endlich dem Ausgang näherte.

„Film doch mal bitte ein wenig mit unserer Kamera. Ich möchte eine kleine Sequenz dieses unglaublichen Szenarios für die Nachwelt festhalten." Als ihr Mann sie während der nächsten Wehe mit der neuen Kamera filmte, prustete sie vor Lachen. Sie war sich in diesem Moment sehr wohl darüber bewusst, dass die Aufnahme sie in ihrem derzeitigen Erscheinungsbild nicht gerade vorteilhaft verewigen würde, kreidebleich mit dunklen Augenringen im wenig modischen Entbindungsshirt. Tatsächlich war sie selbst überrascht davon, wie sehr die Hemmungen und das eigene Schamgefühl mittlerweile in den Hintergrund gerückt waren.

Am frühen Morgen stand das Köpfchen tief genug in ihrem Becken. Jetzt konnte Ella, ohne das Risiko eines Nabelschnurvorfalls einzugehen, ihre Fruchtblase eröffnen, damit die Geburt etwas zügiger voranschreiten konnte.

„Meine Güte, was ist das denn für ein komisches Gefühl. Es fühlt sich an, als sei ein riesiger Luftballon in mir zerplatzt. Ich könnte schwören, dass ich sogar einen dumpfen Knall gehört habe", äußerte sie sich erstaunt. Das Wasser fühlte sich warm an und roch ein wenig süßlich. Ein Blick auf den Monitor mit den Herztönen beruhigte sie und zeigte, dass ihr kleiner Junge alles gut mitmachte und sich auch ohne seinen „Swimmingpool" weiterhin wohlzufühlen schien. Die Wehen waren jetzt unglaublich intensiv und schmerzhaft. Dennoch rutschte das Köpfchen des Kindes nicht viel weiter ins Becken. Ella schlug daher eine Peridualanästhesie (PDA) vor, bei der in die Wirbelsäule ein schmerzbetäubendes Mittel gespritzt wird. Sie hoffte, dass die anschließende Entspannung den Geburtsverlauf günstig beeinflussen konnte.

Sie hatte trotz ihrer eigenen Kenntnisse Respekt vor dem geplanten Eingriff, doch er verlief ohne Komplikationen und nahezu schmerzfrei. Die Wehen waren weiterhin kräftig und regelmäßig, taten jetzt aber kaum noch weh, sodass alle im Kreißsaal Anwesenden sich erstmalig entspannen konnten.

Plötzlich spürte sie die eigene Müdigkeit, die sich schwer auf ihre Augenlider legte. Die letzten Stunden waren einfach unglaublich anstrengend gewesen. Widerstandslos döste sie für einige Zeit ein. Ihr Mann versuchte unterdessen, sich mit Kaffee der einschläfernden Wirkung zu widersetzen, die von den Klopfgeräuschen der Herztöne seines Kindes herrührten, denn er hatte Angst, etwas verpassen zu können.

Irgendwann ließ der angenehme Effekt des Anästhetikums nach und der Wehenschmerz kehrte in seiner ursprünglichen Form zurück. Ella untersuchte sie erneut und stellte begeistert fest, dass der Muttermund vollständig eröffnet war.

„Du hast es bald geschafft. Allerdings musst du gleich noch einmal richtig gut mitmachen. Dafür ist es wichtig, dass du die Wehe spürst. Ich kann dir den Schmerz daher nur noch ein kleines bisschen nehmen." Ihre Hebamme sah sie aufmunternd an und verabreichte ihr erneut eine kleine Dosis des Schmerzmittels, die aber wohl kaum eine zufriedenstellende Wirkung erwarten ließ. Die Illusion einer schmerzfreien Geburt wurde ihr in diesem Augenblick endgültig genommen.

Irgendwann hielt sie es nicht mehr aus, einfach nur ruhig auf dem Bett zu liegen. Der Druck durch den Kopf des Kindes hatte sich massiv verstärkt. Sie wollte sich bewegen.

„Es tut wieder so unglaublich weh. Ich habe das Gefühl, dass ich mitpressen muss." Unsicher schaute sie zu Ella. Es war ihr erstes Kind und entsprechend unerfahren war sie, ob sie sich in dieser Situation auf ihren Körper und ihre Einschätzung wirklich verlassen konnte.

„Das geht leider noch nicht. Versuch bitte weiterhin, die Wehen zu veratmen. Der Kopf ist zu hoch, um jetzt schon aktiv mitzuschieben. Einfach weiteratmen ..."

Ellas Ratschlag war sicherlich gut gemeint, doch die Umsetzung gar nicht so einfach. Durch akrobatische Übungen bemühte sie sich, eine für sie annähernd bequeme Position zu finden. Nun war auch der Chefarzt der Klinik im Kreißsaal anwesend. Sie kannte ihn seit Jahren, was einerseits Vorteile bot, andererseits die Situation auch etwas unangenehm machte.

Sie versuchte sich ganz auf sich selbst und ihr Baby zu konzentrieren und legte sich mit angewinkelten Beinen auf die Seite. In jeder Wehe musste sie sich selbst anhalten, die Hand ihres Ehemannes nicht versehentlich zu zerquetschen, und biss sich stattdessen in den eigenen Unterarm.

„Nein! Ich schaffe das nicht mehr. Ich fühle mich, als müsste ich jeden Moment sterben." Sie wusste, dass dies nicht wirklich passieren würde, empfand aber dennoch das erste Mal Mitleid mit sich selbst.

„Gut, bei der nächsten Wehe darfst du pressen", sagte Ella. Doch die Wehe ließ ungewohnt lange auf sich warten. Sie spürte die anhaltende, unerträgliche Spannung ihres Dammes, die durch den Kopf des Kindes hervorgerufen wurde. Plötzlich nahm sie ihre Umgebung nur noch schemenhaft wahr und die Grenzen zur Wirklichkeit begannen zu verschwimmen.

Endlich! Die ersehnte Wehe.

Ich nahm meine allerletzte Kraft zusammen, presste und spürte, wie mein Kind meinen Körper verließ.

Eine unglaubliche Erleichterung durchflutete mich.

Dann war alles um mich herum ruhig.

Was war nur los, ich konnte ihn nicht hören?

War mit ihm alles in Ordnung?

Augenblicklich richtete ich mich besorgt im Kreißbett auf, um nachzuschauen. Doch noch im selben Moment beendete sein kräftiger Schrei die unerträgliche Stille.

Unglaublich, da lag nun mein Kind, mein kleiner Sohn!

Ich berührte seine kleinen Hände und seine winzigen Füßchen. Dann hob ich ihn sanft von der Unterlage des Bettes auf, um ihn an mich zu drücken und zu wärmen. Er war furchtbar glitschig und seine Haut mit einem Rest der schützenden Fruchtschmiere behaftet. Doch es störte mich nicht. Ich begann umgehend seinen kleinen Körper mit meinen Küssen zu übersäen, beflügelt von einem tiefen Gefühl der Liebe und Verbundenheit. Schließlich legte ich ihn auf meine Brust, sodass er meinen Herzschlag hören konnte, und deckte ihn mit einem warmen Handtuch zu. Er war in diesem Augenblick ganz ruhig und schaute mich mit seinen großen blauen Augen an. Sein Blick war wach und aufmerksam.

Er machte den Eindruck, als würde auch er mich genauestens be-gutachten. Meine Stimme, die ihm in den letzten Wochen schon so vieles von der Außenwelt berichtet und die für ihn gesungen hatte, immer dann, wenn er unruhig gewesen war, schien ihm ver-traut zu sein. Nun musste er sie nur noch mit meinem Gesicht in Verbindung bringen.

Er war einfach vollkommen! Ich hatte mich direkt in ihn ver-liebt.

„Er ist wunderschön, oder?" Ich wandte mich meinem Ehe-mann zu. Gerührt hatte er unser erstes Kennenlernen beobachtet und ich erkannte, dass auch er von unserem gemeinsamen Wun-der verzaubert war. Ella reichte ihm die Schere, um die Nabel-schnur zu durchtrennen.

All die Anstrengungen der vergangenen elf Stunden waren weitestgehend vergessen. Das, was blieb, waren unvergleichba-res Glück, Dankbarkeit und ein kleines bisschen Stolz auf mich selbst, diesem kleinen Wesen auf die Welt geholfen zu haben.

Mein Sohn hatte nun seine neue Nahrungsquelle gefunden und begann an meiner Brust zu trinken. Es war ein ungewohntes, zeitgleich aber wunderschönes Gefühl.

Ich war jetzt Mama!

Wie war es für mich als Hebamme, selbst ein Baby zu bekommen? Diese Frage wurde mir häufig gestellt. Ich vermute, dass ich mich da-bei nicht unbedingt anders gefühlt habe als andere Frauen. Ich war sicherlich etwas beruhigter, da ich die Umstände einer Geburt besser einzuordnen vermochte. Darüber hinaus war ich in der Lage, jeder-zeit selbst den Zustand meines Kindes zu beurteilen. Ich habe im Zuge meiner eigenen Entbindung erfahren, wie viel es bedeutete, Menschen

an meiner Seite zu haben, bei denen ich mich mit meinem Kind sicher aufgehoben fühlte. Die Beleghebamme war in meinem Fall eine gute Freundin. Ich hatte mich im Vorfeld mit ihr über meine Wünsche und Vorstellungen intensiv austauschen können und verspürte Vertrauen zu ihr und in ihre Arbeit. Dieses Gefühl war für mich die wesentliche Voraussetzung dafür, mich fallen lassen und die Verantwortung größtenteils abgeben zu können. Mein Mann war mir ebenfalls eine wichtige Stütze. Obwohl mein Verhalten in vielen Situationen der Geburt merkwürdig auf ihn gewirkt haben muss, hat er es mir niemals übel genommen, sondern stattdessen alles liebevoll mitgetragen.

Damals sagte ich noch auf dem Kreißbett liegend: „Das war das Schönste, das ich je erlebt habe. Ich möchte es unbedingt irgendwann wiederholen."

Meinen Mann hatte diese spontane, unerwartete Äußerung zum Lachen gebracht und er erwiderte: „Ich glaube, du bist die erste Frau auf diesem Planeten, die bereits im Kreißsaal wieder den Wunsch äußert, derartige Strapazen erneut durchmachen zu dürfen."

Mich jedoch hat das Gefühl, plötzlich Mutter zu sein und eine kleine Familie zu haben, einfach überwältigt. Ich spürte direkt das starke Band zwischen mir und meinem Sohn und war dankbar, für diesen kleinen Menschen Sorge und Verantwortung tragen zu dürfen. Die Gefühle dieses Tages waren mit keiner bisherigen Empfindung vergleichbar. In den nächsten Jahren folgten die Geburten meiner beiden jüngeren Kinder. Obwohl keine meiner Entbindungen meiner Wunschvorstellung entsprach, stellen sie die drei schönsten Augenblicke meines bisherigen Lebens dar.

Meine persönlichen Geburtserfahrungen haben sich auch auf meinen Beruf als Hebamme positiv ausgewirkt. Durch sie habe ich gelernt, gebärende Frauen besser zu verstehen, toleranter und vor allem geduldiger zu werden. Ich merkte selbst, wie schwierig es ist, Entscheidungen nicht nur für sich allein zu treffen und sich auf die oftmals schmerzhaften Veränderungen des eigenen Körpers einzustellen. Mir wurde bewusst, dass viele der Erwartungen, die ich als Hebamme ohne eigene Geburtserfahrung an die Schwangeren gehabt habe, kaum erfüllbar gewesen waren. So muss ich doch schmunzeln, wenn ich mich zurückerinnere, wie häufig ich Patientinnen im Kreißsaal gebeten hatte, sich mal eben, und möglichst noch vor der nächsten Wehe, auf die andere Seite zu drehen, nichtsahnend, wie anstrengend das tatsächlich ist.

Eleni

Aufgeregt erzählte die Reinigungshilfe unseres Kreißsaals schon seit Wochen von der bevorstehenden Geburt ihres Enkelkindes. Es sollte ein Mädchen werden. Sie hatte bereits die ersten rosafarbenen Strampler gekauft und ihre Schwiegertochter bei der Gestaltung des neuen Kinderzimmers unterstützt. Es war schön, ihre Vorfreude mitzuerleben. Anita lag unserem gesamten Hebammen-Team sehr am Herzen und wir schätzten nicht nur ihre Arbeit, die sie immer zuverlässig und ordentlich ausführte. Sie war ein herzensguter Mensch, sorgte stets für gute Laune und erfreute uns regelmäßig mit ihren selbst gebackenen Apfelkuchen.

Ihre Schwiegertochter Lena war nun schon über dem errechneten Entbindungstermin und kam daher alle zwei Tage zur Kontrolle der Herztöne in unser Krankenhaus. Sie fühlte sich gut und hoffte mittlerweile auf ein baldiges Eintreten ihrer Geburtswehen. Alles schien in Ordnung zu sein, bis Lena in Begleitung ihres Ehemannes beunruhigt in den Kreißsaal kam. Seit einigen Stunden spürte sie keine Kindsbewegungen mehr. Sie hatte die Spieluhr auf ihren Bauch gelegt und immer wieder versucht, die kleinen Füßchen ihrer Tochter durch die Bauchdecke hindurch zu kitzeln. Die erhoffte Reaktion war jedoch jedes Mal ausgeblieben.

Meine Kollegin Nadja begleitete das besorgte Paar in den Aufnahmeraum. Sie versuchte Lena und ihren Mann zu beruhigen. Es war durchaus möglich, dass das Kind einfach nur schlief und die Kontrolle der Herztöne eventuell ausreichte, um ihnen Erleichterung zu verschaffen.

Als Nadja wenig später mit dem Schallkopf über Lenas Bauch glitt, schien die Zeit stillzustehen. Nichts tat sich. Kein Schlag des kleinen Herzchens war zu hören. Tränen stiegen in die Augen der werdenden Mutter. Ihr Mann, selbst sichtlich angespannt, versuchte beruhigend auf seine Ehefrau einzuwirken und streichelte sanft ihre Hand.

„Ich kann leider keine Herztöne hören. Ich werde jetzt sofort den Arzt verständigen und ihn bitten, Sie zu untersuchen und nach Ihrem Kind zu sehen. Vielleicht liegt es gerade auch einfach sehr ungünstig." Meine Kollegin informierte den diensthabenden Arzt, der auch umgehend im Kreißsaal erschien. Die Patientin lag auf der Untersuchungsliege. Sie war gezeichnet von dem Wechselbad ihrer Gefühle, die sich zwischen Hoffen und Bangen bewegten, während der Schallkopf des Ultraschallgerätes langsam über ihre Bauchdecke kreiste. Es blieb ruhig. Auf dem Monitor sah man ein Herz, das aufgehört hatte zu schlagen. Das kleine Mädchen war im Bauch seiner Mutter verstorben.

Die Stille wurde von Lenas schrillem Schrei durchbrochen: „Nein! Bitte nicht, bitte nicht!" Entsetzliche Trauer und Verzweiflung lagen in ihrer Stimme.

Dann verstummte Lena abrupt, sank in sich zusammen und zitterte am ganzen Körper. Sie ließ niemanden an sich heran. Selbst ihren Ehemann nicht, der fassungslos und unsicher neben ihr stand. Erst Minuten später suchte sie schließlich Schutz in seinen Armen. Sie weinten gemeinsam. Es dauerte eine ganze Zeit, bis beide so weit waren, um mit ihnen über das weitere Vorgehen sprechen zu können. Während des Gesprächs schienen sie sich in ihren Gedanken jedoch immer wieder mit dem Unbegreiflichen zu beschäftigen.

Am Nachmittag übernahm ich die Betreuung der bevorstehenden Geburt. Für mich als Hebamme stellt jede Begleitung einer Totgeburt eine große, emotionale Herausforderung dar. In diesem Fall fühlte ich meine eigene Belastung aber besonders stark, da ich die betroffene Familie seit Jahren kannte.

Ich betrat den Ruheraum, der etwas abseits der Geburtenzimmer lag. Er war großzügig geschnitten und verfügte über ein breites Bett, in dem auch der begleitende Partner bei Bedarf Platz finden konnte. Die Geburt des Kindes war am Vormittag medikamentös eingeleitet worden. Lena hatte zum Zeitpunkt meines Eintreffens regelmäßige Wehen und ihr Muttermund war bereits etwas geöffnet. Ich begrüßte das Paar und drückte ihnen mein Mitgefühl aus. Lena weinte. Ihr Ehemann streichelte über ihr Haar. Wie ich erfuhr, waren die Wehen erst seit Kurzem derartig kräftig und zunehmend schmerzhaft.

Schon die Geburt eines gesunden Kindes bringt eine Gebärende häufig an ihre Grenzen. Wird der Wehenschmerz jedoch nicht mit dem lang herbeigesehnten Kind belohnt, ist er nahezu unaushaltbar. Ich wollte der jungen Frau, die ohnehin genügend Leid ertragen musste, wenigstens bestmöglich ihre körperlichen Schmerzen nehmen. Nach Absprache mit der Ärztin riet ich ihr daher zu einer PDA. Ich dimmte das Licht und versuchte zusätzlich mit leiser klassischer Musik eine Atmosphäre zu schaffen, die es dem Paar erleichterte, sich in dieser so unbeschreiblich belastenden Situation dennoch ein wenig zu entspannen. Lena erklärte sich mit allem einverstanden. Sie war kaum dazu in der Lage, eigenständig zu denken oder gar eigene Vorschläge zu machen. Sie schien die Entscheidungen über den weiteren Weg lieber in unsere Hände legen zu wollen. Die regionale Anästhesie führte schnell zum erwünschten Erfolg. Lena schloss für kurze Zeit ihre Augen und fand jetzt offenbar ein wenig zur Ruhe.

Später kamen Anita und ihr Ehemann in den Kreißsaal. Auch ihnen stand der Schmerz ins Gesicht geschrieben. Es tat mir selbst weh, sie so leiden zu sehen. Ich führte beide zum Ruhezimmer und ließ ihnen Zeit, gemeinsam mit ihrer Tochter und ihrem Schwiegersohn zu trauern. Sie sprachen kaum ein Wort. Dennoch war für mich deutlich spürbar, dass es jedem einzelnen von ihnen half, sein Leid mit dem anderen zu teilen. Sie versuchten sich gemeinsam in der traurigen Situation zurechtzufinden und sich gegenseitig Halt zu geben.

Am späten Abend endete mein Dienst. Es war jedoch undenkbar für mich, das Paar in diesen schweren Stunden allein zu lassen, beziehungsweise wieder an die Kollegin der nächsten Schicht abzugeben. Ein Wechsel der Hebamme bedeutet in traurigen Situationen wie dieser zusätzliche und unnötige Unruhe. Ich beschloss daher, meine Betreuung fortzusetzen und die Familie so lange zu unterstützen, wie es nötig sein würde.

Die Geburt schritt gut voran. Um Mitternacht informierte ich den Arzt. Kurz darauf war sie da – Lenas kleine Tochter.

Vor diesem Moment, der Geburt eines toten Kindes, habe ich jedes Mal selbst etwas Angst. Nicht immer sehen die Kinder so schön aus, wie man es sich für die Eltern wünscht. Einigen sieht man an, dass die Stunde ihres Todes bereits längere Zeit zurückliegt. Eine Geburt, bei der das Kind nicht mitwirkt, fühlt sich merkwürdig an, und es ist schwer zu ertragen, den kleinen, leblosen Körper in den eigenen Händen zu spüren.

Im Raum herrschte Stille.

Sie war wunderschön, hatte dichtes, dunkelblondes Haar und blaue Augen. Lena wandte sich ab und vergrub ihr Gesicht in der Armbeuge ihres Ehemannes. Die Eltern weinten und waren noch nicht dazu bereit, ihr Kind anzusehen. Ich legte das Mädchen auf die Wickeleinheit und nahm seine Maße. Es war 52 Zentimeter lang und wog 3.500 Gramm. Äußerlich konnte ich keine Auffälligkeiten ausmachen und entsprechend auch nicht die Ursache des Todes. Gemeinsam mit einer Kinderkrankenschwester bekleidete ich das Mädchen mit einem hübschen Strampler und einem weißen Baumwollmützchen. Ich hatte die Krankenschwester gebeten, zu mir in den Kreißsaal zu kommen, um mir bei der Versorgung des Kindes zu helfen. Meine Hebammenkollegin war sich zu diesem Zeitpunkt verhindert, da sie sich um eine andere Patientin kümmern musste. Auch mir tat es gut, nicht allein zu sein - mit der Stille, meiner eigenen Trauer und der unterschwelligen Angst, dieser traurigen Situation vielleicht nicht ausreichend gerecht zu werden. Ihre Anwesenheit half mir dabei, selbst stark bleiben zu können.

Dann brachte ich das Kind zurück zu seinen Eltern. Im Zimmer lief immer noch leise Musik. Ich hatte kleine Teelichter auf die Fensterbank gestellt. Die Eltern lagen gemeinsam im frisch bezogenen Bett. Ich spürte ihre Angst, ihr Kind das erste Mal anzusehen, und doch signalisierten sie mir, dass sie nun bereit dazu waren. Vorsichtig legte ich ihre Tochter zwischen sie. Zunächst zeigten sie große Hemmungen, ihr totes Kind zu berühren, aber schon nach kurzer Zeit streichelten und betrachteten sie es voller Hingabe.

Sie war perfekt, abgesehen von ihrer zu blassen Hautfarbe und der Regungslosigkeit ihres kleinen, viel zu kalten Körpers. Wir weinten gemeinsam. Ich machte zahlreiche Erinnerungsfotos für die Eltern und gestaltete eine Geburtskarte mit den Hand- und Fußabdrücken sowie einer Haarsträhne des Mädchens. Die vordere Seite der Karte zierte eine Kette aus kleinen weißen und rosafarbenen Buchstabenperlen:

Eleni.

Ein Name so schön in seinem Klang, dessen Ruf für immer ausbleiben und niemals die freudigen und lebhaften Reaktionen erzeugen sollte, die ihre Eltern mit ihm einst verbinden wollten.

Später kamen erneut die Großeltern, um ihre gerade erst geborene Enkeltochter zu verabschieden. Wieder versuchte ich mitfühlende Worte zu finden, um auch ihnen meine ehrliche Anteilnahme auszudrücken.

Erst am frühen Morgen des nächsten Tages ging ich schließlich nach Hause. Ich war müde und dennoch nicht dazu in der

Lage, umgehend in den Schlaf zu finden. Zu aufwühlend waren die letzten Stunden gewesen. Ich spürte aber neben der Traurigkeit auch eine gewisse Erleichterung und war froh darüber, bei Lena und ihrem Mann geblieben zu sein.

In den anschließenden Wochen übernahm ich auf Bitten von Lena auch ihre Nachsorge. Noch bevor sie aus der Klinik entlassen wurde, baute ich mit ihrer besten Freundin Elenis Kinderzimmer ab. Lena hatte der Gedanke, in das Zimmer ihrer toten Tochter treten zu müssen und mit ihrem leeren Kinderbettchen konfrontiert zu werden, zu sehr geängstigt.

Andere Frauen benötigen in dieser Situation häufig Wochen, um sich endgültig auch vom Babyzimmer trennen zu können. Gelegentlich bleibt es weit über den Tod des Kindes hinaus als Erinnerungszimmer und Rückzugsort für die eigene Trauer erhalten. Lena aber wollte diese ständige Erinnerung an den schmerzlichen Verlust nicht unnötig verstärken. Ich führte während meiner Wochenbettbetreuung viele Gespräche mit dem Paar, gelegentlich sogar mit der gesamten Familie, und versuchte sie bei der Verarbeitung schmerzlicher Gefühle zu unterstützen.

Den Tod des eigenen Kindes zu verkraften, dauert oft Jahre und hinterlässt nahezu immer seelische Narben. Es gibt allerdings viele verschiedene Hilfsangebote für die Betroffenen. Ich stellte für diese Familie eine Übersicht regionaler Angebote zusammen und riet ihr, unbedingt eine psychologische Begleitung auf ihrem weiteren Weg in Anspruch zu nehmen.

Bis heute ist nicht geklärt, warum Eleni sterben musste. Eine Obduktion ergab kein klärendes Ergebnis. Lena und ihr Mann haben nach einer schweren Zeit den Weg zurück ins Leben gefunden. Sie sind mittlerweile Eltern von zwei gesunden Kindern und Anita eine glückliche Großmutter. Eleni aber wird immer in ihren Gedanken bleiben und einen festen Platz in ihrer aller Herzen behalten.

Entscheidung aus Liebe ... (Teil 1)

Es war ihr drittes Kind. Auch dieses würde sie nicht aufwachsen sehen und sein Leben nicht begleiten können.

Ich betreute die junge Frau im Kreißsaal bei der Geburt ihres Sohnes. Die Entbindung verlief bisweilen unkompliziert und schritt zügig voran, nicht zuletzt, da Frau Nowak sehr kooperativ mitarbeitete und wenig Aufhebens um sich selbst machte. Sie wirkte zurückhaltend und atmete tapfer und nahezu lautlos gegen den Wehenschmerz. Am frühen Morgen war sie allein im Kreißsaal erschienen, ohne eine Begleitperson und lediglich mit einem kleinen Koffer bepackt. Nun meisterte sie seit einigen Stunden die Anstrengungen der Geburt, forderte dabei nicht ein einziges Mal aktiv Hilfe ein und wirkte durch diese klaglose Art fast schon ein wenig mechanisch. Auch ihr junges Gesicht schien in seiner Mimik eingefroren, denn sie blieb selbst während der Wehe erstaunlich reglos.

Der Blick in die Krankenakte der Patientin gab viel von ihrem Leben preis und ließ erkennen, dass sie trotz ihres jugendlichen Alters bereits einiges hatte durchmachen müssen. Ihr Lebenspartner war drogen- und alkoholabhängig und es war in der Vergangenheit während seiner Rauschzustände sogar mehrfach zu Fällen häuslicher Gewalt gekommen. Sie selbst hatte es trotz psychologischer Begleitung und intensiver Beratungsgespräche nie geschafft, sich ein verantwortungsbewusstes Leben abseits dieses tristen Schattendaseins zu erschaffen. Die persönlichen Probleme überforderten sie auf eine Weise, die es ihr nicht mehr ermöglichte, eine adäquate Erziehungsarbeit zu leisten. Durch Einwirken des Jugendamtes lebten die beiden älteren Kinder des Paares schon seit einiger Zeit in einer Pflegefamilie. Nach intensivem Abwägen und in Übereinkunft mit den Eltern hatte man entschieden, dass für dieses Kind eine Adoption die sinnvollste Alternative darstellte.

Als Hebamme trifft man während des eigenen Berufslebens auf sehr unterschiedliche Frauen und Familien. Sie haben die verschiedensten sozialen, ethnischen und finanziellen Hintergründe und unterscheiden sich daher auch in ihren Vorstellungen und Ansichten vom Leben. Mit zunehmender Berufserfahrung fällt es einer Hebamme in der Regel deutlich leichter, individuell auf jede einzelne Patientin einzugehen und sie so zu akzeptieren, wie sie ist. In einigen Fällen aber bleibt es dennoch schwer, frei von Vorurteilen zu handeln und Verständnis zu zeigen. Ein Perspektivenwechsel kann zwar dabei helfen, die Motivation und Ursache eines Verhaltens zu ergründen und dadurch erklärbar zu machen, doch gelingt er nicht immer. Daher ist es nicht auszuschließen, dass Einschätzungen im Einzelfall falsch sind und der Patientin nicht gerecht werden.

Ich hatte mich beim Lesen von Frau Nowaks Patientenakte selbst wiederholt dabei ertappt, dass ich mir bereits wertende Fragen stellte, und dies, noch bevor ich mir einen persönlichen Eindruck der tatsächlichen Umstände verschaffen konnte. Mir fiel es schwer zu verstehen, dass die junge Frau überhaupt ein drittes Mal schwanger wurde und sich nicht von ihrem Partner trennte. Es blieb für mich unklar, warum sie sich nicht intensiver darum bemühte, ein geordnetes Leben zu führen. Wie konnte sie nur resignieren, anstatt zu kämpfen, damit ihre Kinder bei ihr aufwuchsen?

Nun besprach ich erst einmal mit Frau Nowak, wie sie sich nach der Entbindung den weiteren Ablauf im Kreißsaal vorstellte. Während wir uns unterhielten, verlor ihr Gesicht allmählich etwas von seiner starren Maske. Ich spürte ihre Unsicherheit und vermutete, dass sie die sehr konkreten Gedanken an die Zeit nach der Geburt bislang weitestgehend verdrängt hatte. Allerdings war sie auch nicht unvorbereitet zur Entbindung gekommen. Sie berichtete mir von einem Brief, den sie schon vor Wochen geschrieben hatte und der ihrem Kind die Gründe für die Notwendigkeit ihrer Entscheidung erklären sollte. „Ich möchte, dass er erkennt, wie sehr ich ihn liebe und wie sehr ich mir wünsche, dass er es einmal besser hat als ich. Ich kann ihm in meiner Situation weder die sichere Zukunft noch das behütete Elternhaus bieten, all das, was er aber verdient." Abwesend schaute sie aus dem Fenster.

Es vergingen einige Minuten. Dann erzählte mir Frau Nowak, dass sie bereits in der frühen Schwangerschaft einen Namen ausgewählt habe, den ihr Sohn später als zweiten Vornamen tragen solle. Das war, wie ich fand, eine schöne Möglichkeit für die leibliche Mutter, ihrem Kind etwas sehr Persönliches und zugleich Bleibendes mitzugeben. „Mutlu, soll er heißen", sagte sie stolz. „Der Name steht für Glück und Segen. Diese Dinge sollen ihn stets auf all seinen Wegen begleiten."

Ich spürte in unserem Gespräch den Schmerz dieser Frau und die Emotionen, die sie hinter einer Fassade zu verstecken versucht hatte. Dennoch wirkte sie auch jetzt keineswegs unsicher in Bezug auf ihre getroffene Entscheidung. Sie war überzeugt, dass diese dem Wohl ihres Sohnes zugutekam. Ich rechnete der jungen Mutter hoch an, dass sie sich vorausschauend darum bemüht hatte, dass ihr Sohn irgendwann den Grund für seine Abgabe erfahren würde und dass er nicht, wie so viele andere Kinder, im Ungewissen bliebe. Auch die Tatsache, dass erkennen würde, wie sehr seine Mutter aus Liebe und Fürsorge gehandelt hatte, erachtete ich als positiv für sein späteres Selbstwertgefühl. Womöglich würde ihm später sogar bewusst, dass ihm erst durch ihren Verzicht die Chance auf ein besseres Leben eröffnet worden war.

Jetzt aber gehörte es zunächst zu unserer Aufgabe, Frau Nowak bestmöglich zu unterstützen, damit sie in Zukunft ohne Selbstvorwürfe weiterleben könnte. Ich hielt es daher für wichtig, ihr nach der Entbindung ausreichend Zeit zu geben, sich persönlich und in Ruhe von ihrem Kind zu verabschieden. Sie sollte es anschauen und spüren können, denn diese Möglichkeit würde sie in dieser Form nicht wiederbekommen.

Ein bewusstes Abschiednehmen ist auch bei Totgeburten für die spätere Verarbeitung sehr wichtig. Natürlich kann man diese Situation nicht unmittelbar mit einer Adoptionsfreigabe vergleichen, doch sie ähneln sich in gewisser Weise, da beide Umstände die spätere Auseinandersetzung mit dem Verlust des eigenen Kindes erfordern.

Da es die erste Adoptionsfreigabe war, die ich begleitete, musste ich auf andere Erfahrungen zurückgreifen. Ich vermutete, dass auch hier der erlebte Kontakt zum Kind und der würdevolle Abschied wichtig sein würden, um später mit den seelischen Belastungen umgehen zu können.

Der kleine Junge wurde geboren. Er war ein ausgesprochen hübsches Neugeborenes mit vielen dunklen Haaren und wachen Augen. Durch seine rosige Gesichtsfarbe und die kräftige Stimme vermittelte er uns einen gesundheitlich einwandfreien Eindruck. Meine anschließende Untersuchung bestätigte, dass er wie erwartet gesund und wohlgenährt war.

„Möchten Sie ihn jetzt halten?"

Sie nickte still und nahm ihren Sohn vorsichtig entgegen.

„Nehmen Sie sich bitte all die Zeit, die Sie brauchen."

Zwei Stunden lag der kleine Junge friedlich auf der Brust seiner Mutter. Sie streichelte sanft über sein weiches Köpfchen und flüsterte ihm immerzu leise in sein Ohr. Es war nicht zu übersehen, wie sehr beide diese besondere Zeit miteinander genossen. Dann legte Frau Nowak ihr Kind liebevoll in das Beistellbettchen, deckte es zu und gab ihm einen letzten zärtlichen Kuss. „Ich liebe dich und werde an dich denken, mein ganzes Leben lang." Hingebungsvoll sah sie ihren kleinen Sohn an.

Sie übergab mir ihren Brief und ich versprach, ihn an die Adoptiveltern weiterzureichen.

... für ein Geschenk (Teil 2)

Das Telefon klingelte und völlig unerwartet erreichte sie ein lang ersehnter Anruf ...

Erst vor wenigen Tagen waren sie auf Sardinien angekommen. Eine anstrengende Zeit lag hinter ihnen und der letzte gemeinsame Urlaub war ewig her. Sie hofften sehr, hier endlich die notwendige Erholung zu finden und die Sorgen ihres Alltags vergessen zu können. Auf der Insel zeigte sich der Frühling bereits in seinen schönsten Farben. Es tat gut, die ersten Sonnenstrahlen auf der Haut zu spüren und festzustellen, wie sich ganz allmählich bei ihnen das vermisste Gefühl des Wohlbefindens und der lang entbehrten Gelassenheit einstellte.

Eigentlich ging es ihnen gut. Die schwere Krankheit des Ehemannes war überwunden und galt mittlerweile als geheilt. Auch während der belastenden Zeit hatten sie sich als Paar nie verloren, sondern waren durch die gemeinsame Bewältigung der Lebenskrise noch enger zusammengerückt. Sie teilten eine große Liebe, von der viele Menschen nur träumen durften. Nichts sprach dagegen, glücklich zu sein, selbst ohne ein Kind.

Vor fünf Jahren war bei Herrn Arndt Hodenkrebs festgestellt worden und die Therapien hatten zur Folge, dass er nun nicht mehr zeugungsfähig war. Eine künstliche Befruchtung schloss das Ehepaar aus ethischen Gründen für sich aus. Vielmehr träumten beide davon, einem Adoptivkind neue Chancen zu eröffnen und ihm als Eltern all ihre Zuneigung schenken zu dürfen.

Frau Arndt erkannte die Nummer auf dem Display des Telefons sofort.

„Es ist das Jugendamt", stellte sie erstaunt fest. Umgehend griff sie zum Hörer und setzte sich neben ihren Ehemann auf die Couch. Er schaute sie fragend an, denn er konnte den anschließenden Wortwechsel nur einseitig mitverfolgen. Nach wenigen Minuten unterbrach Frau Arndt für einen kurzen Augenblick das Gespräch und wandte sich ihm zu: „In den nächsten Tagen wird die Geburt eines Kindes erwartet. Wir haben die Möglichkeit, seine Eltern zu werden." Aufgeregt brachte sie mit leicht zittriger Stimme die Worte über ihre Lippen, während sie schon vor Freude ihre Arme um den Hals ihres Mannes schlang.

Was war das für ein unglaublicher Moment. Nachdem ihnen erst vor Kurzem das Leben ein zweites Mal geschenkt wurde und sie die Chance erhielten, es in Gesundheit weiterzuleben, sollte nun womöglich für sie ein weiterer großer Wunsch in Erfüllung gehen.

Sie brauchten nicht lange, um eine Entscheidung zu treffen. Da die Zeit drängte, eine Erstausstattung für ihr Kind zu beschaffen, informierten sie umgehend Freunde und Verwandte und baten um ihre Mithilfe. Parallel kümmerten sie sich um zeitnahe Rückflüge nach Deutschland. Es fühlte sich an wie ein großes Abenteuer, mit dem sie wahrhaftig nicht gerechnet hatten, als sie vor einer knappen Woche in den Urlaubsflieger gestiegen waren.

Drei Tage später saßen sie in der Cafeteria unseres Krankenhauses, während im Kreißsaal, drei Etagen über ihnen, ihr Sohn geboren wurde. Es war eine Geburt, bei der die zukünftige Mutter den Geburtsprozess nicht selbst positiv unterstützen konnte und nicht miterlebte, wie ihr Kind den Weg auf diese Welt fand. Für das Ehepaar, das sich ganz auf die ihnen unbekannte leibliche Mutter verlassen musste, war diese Situation mit wechselnden und sehr unterschiedlichen Gefühlen verbunden. Sie bewegten sich in einem Spannungsfeld zwischen Vorfreude und Angst.

Endlich erschien die diensthabende Ärztin. „Herzlichen Glückwunsch. Sie sind soeben Eltern eines gesunden und niedlichen Jungen geworden", verkündete sie strahlend.

Ich hatte das Kind besonders hübsch angezogen. Frisch gebadet lag es friedlich in seinem Bettchen. Die leibliche Mutter war bereits auf die gynäkologische Station verlegt worden und wurde dort von den Schwestern weiter versorgt. Als Frau und Herr Arndt den Kreißsaal betraten, standen Tränen des Glücks in ihren Augen. Mit vorsichtigen Schritten näherten sie sich langsam dem Bettchen ihres kleinen Sohnes und blickten zum ersten Mal in sein wunderschönes Gesicht.

Ich werde diesen Moment nicht vergessen, denn er versprühte eine fesselnde Magie. Ich spürte bei den Eltern das Feuerwerk ihrer Emotionen. Auch wenn es sich tief in ihrem Innern abspielte und sie sich weiterhin ruhig und bedächtig verhielten, drangen einzelne Funken davon nach außen, steckten mich an und ließen mich noch intensiver an diesem bewegenden Augenblick teilhaben. Ich erlebte ihr besonnenes Verhalten als einen Versuch, den Zauber dieses ersten Kennenlernens durch nichts zu gefährden und ihn so bewusst wie möglich mit allen Sinnen wahrzunehmen. Die Zeit schien kurz stillzustehen.

Das Ehepaar betrachtete ergriffen und voller Bewunderung sein Kind. „Möchten Sie ihn halten?", fragte ich und bat ihnen die bequemen Sitzmöbel des Kreißsaals an. Vorsichtig legte ich den kleinen Jungen in die Arme seiner Adoptivmutter. Die Stille im Raum blieb erhalten. Herr Arndt streichelte sanft über das glänzende schwarze Haar seines Sohnes.

„Wie geht es seiner leiblichen Mutter? Hat sie die Geburt gut überstanden?", fragte Frau Arndt besorgt. In ihrer Stimme lag sehr viel Dankbarkeit gegenüber der Frau, die es ihr ermöglicht hatte, endlich selbst eine Mutter zu sein. Ich war mir sicher, dass der kleine Junge Eltern gefunden hatte, die zeitlebens auf ihn achtgeben und mit der Liebe bedenken würden, die sich auch die leibliche Mutter für ihn gewünscht hatte.

Jener Vormittag, geprägt von zwei gegensätzlichen Situationen, des Abschieds und des Neuanfangs, hinterließ auch bei mir die unterschiedlichsten Gefühle. Ich erkannte, dass ich selbst etwas Zeit benötigen würde, um sie zu verarbeiten.

Alles schien perfekt

Ich war damals noch in der Ausbildung zur Hebamme. Es war mein erster Nachtdienst in dieser Woche. Anders als viele meiner Kurskolleginnen mochte ich es sogar, gelegentlich in der Nacht zu arbeiten. Es stellt für den eigenen Körper sicherlich eine gewisse Herausforderung dar, in seiner eigentlichen Ruhezeit, eine uneingeschränkte Leistungsfähigkeit unter Beweis zu stellen, doch in diesem jungen Alter gelang das noch relativ gut.

Ich genoss stets die entspannte nächtliche Atmosphäre, die fast schon etwas Andächtiges hatte. Die langen Flure, auf denen am Tag ein geschäftiges Treiben herrschte, zeigten sich nachts ruhig. Nur vereinzelt vernahm man das leise Trippeln der Krankenschwestern und Ärzte, die sich auf den Wegen zu ihren Patienten befanden. Das Neonlicht störte den heimeligen Eindruck immer ein wenig, doch einzelne Bereiche wie die geburtshilfliche Abteilung verzichteten bereits oft auf diese unnatürliche Beleuchtung und nutzten dimmbare Lichtquellen, die Gemütlichkeit vermittelten.

Auch unterscheidet sich die Arbeit einer Hebamme in der Nacht in erheblicher Art und Weise von der am Tag. Häufig, wenn nicht gerade mehrere Frauen gleichzeitig entbinden wollen, bleibt einfach deutlich mehr Zeit für die Betreuung der einzelnen Schwangeren. Als Hebamme kann man sich auf das Wesentliche konzentrieren, da das Telefon weitestgehend still steht, keine Untersuchungen ambulanter Patientinnen stattfinden und etliche Routinearbeiten wegfallen.

Heute war der Kreißsaal allerdings schon ungewöhnlich leer und wirkte daher fast ein wenig gespenstisch. Unsere Lehrhebammen saßen in geselliger Runde in der Hebammenküche, während ich mit meiner Mitschülerin Nina im Aufnahmezimmer für eine anstehende Physikprüfung lernte. Lediglich eine Patientin mit einem schwangerschaftsinduzierten Bluthochdruck lag zur Beobachtung in einem der Überwachungsräume.

Ich war dankbar für die wohltuende Ruhe. Am Tag zuvor hatte ich wieder einmal länger arbeiten müssen, da neben zwei Spontangeburten noch der geplante Kaiserschnitt von Frau Schneider stattgefunden hatte und ziemlich viel Putzarbeit für mich liegengeblieben war. Am Nachmittag war ich dann schließlich zu erschöpft und lustlos gewesen, mich auch noch den Übungsaufgaben für die bevorstehende Physikprüfung zu widmen.

Nina und ich versuchten uns in dieser Nacht gegenseitig die Physikformeln begreiflich zu machen. Bedauerlicherweise und für uns nicht ganz nachvollziehbar zählten sie zu den vorausgesetzten Wissensinhalten einer angehenden Hebamme. Wir hielten uns mit starkem Kaffee wach, da der Lernstoff uns wenig fesselte und uns vielmehr extrem müde machte. Zwischendurch suchte ich regelmäßig den Überwachungsraum des Kreißsaals auf. Ich kontrollierte den aktuell recht stabilen Blutdruck der Patientin und die Herztöne ihres Kindes. Anschließend protokollierte ich die Werte im dafür vorgesehenen Dokumentationsbogen.

Wir saßen gerade über den Beispielaufgaben zur Anwendung des Hebelgesetzes, als der Kreißsaalfunk sich meldete. Über den angezeigten Code erfuhren wir, dass äußerste Dringlichkeit bestand und wir uns umgehend auf der geburtshilflichen Station einzufinden hatten. „Hey, jetzt bekommen wir doch noch etwas zu tun. Vielleicht auch etwas spannender als diese ätzenden Aufgaben. Wir sollten uns beeilen."

Eine der Lehrhebammen kam zeitgleich angelaufen. Auch sie hatte der Funk erreicht. „Kommt, macht schnell und schnappt euch ein Geburtsbesteck!"

Wir gingen alle wie selbstverständlich davon aus, dass es auf der Station ein Baby so eilig hatte, dass die werdende Mutter es nicht mehr schaffte, selbst in den Kreißsaal zu kommen. Wir rannten los und erwarteten ein freudiges und aufregendes Geburtsabenteuer.

Als wir die Station erreichten, sahen wir die kleine Menschentraube, die sich vor dem Patientenzimmer ganz am Ende des Ganges gebildet hatte. Allerdings war dies nicht das Zimmer einer schwangeren Patientin. Dort lag Frau Schneider, bei deren Kaiserschnitt ich am Vortag dabei gewesen war.

Was war nur los? Was machten all die Leute hier?

Frau Schneider hatte lange Zeit warten müssen, bis sich ihr Kinderwunsch endlich erfüllte. Etliche künstliche Befruchtungen waren fehlgeschlagen, bevor sie ganz unerwartet auf natürlichem Wege schwanger wurde.

Die Patientin war mittlerweile Anfang vierzig, ihr Ehemann sogar zehn Jahre älter. Die Entscheidung für einen Kaiserschnitt hatte das Paar aus seiner inneren Überzeugung heraus getroffen, denn beide erachteten diesen Weg als den sichersten für ihr Kind. Auch die ausführliche Aufklärung über die Risiken einer Operation, die durch Frau Schneiders massives Übergewicht zusätzlich verstärkt wurden, hatte sie nicht von ihrem Entschluss abbringen können. Der Kaiserschnitt verlief aber erfreulicherweise ohne Zwischenfälle und Mutter und Kind waren anschließend wohlauf.

Herr Schneider bedankte sich noch am selben Tag bei unserem Kreißsaal-Team mit einer riesigen, 3.680 Gramm schweren Portion bunt gemischtem Weingummi, die genauso viel wog, wie seine kleine Tochter.

Alles schien perfekt.

„Macht schnell, wir brauchen den Defibrillator!", hörte ich den Anästhesisten aufgeregt aus dem Zimmer der Patientin rufen. Eine

Schwester, die ich nicht kannte, rannte heraus und rauschte an uns vorbei, während Annette, die diensthabende Nachtschwester, im selben Moment mit mehreren Infusionen aus dem Schwesternzimmer stürmte. Sie warf uns lediglich einen flüchtigen, panischen Blick zu, bevor sie in Frau Schneiders Zimmer verschwand. Wie angewurzelt standen wir nun hilflos da. Wenig später kam Annette zu uns zurück. „Es ist etwas ganz Entsetzliches passiert", sagte sie. „Frau Schneider ist urplötzlich einfach kollabiert. Ihre Bettnachbarin hat uns sofort alarmiert. Es scheint sehr ernst zu sein."

„Lungenembolie?", fragte unsere Lehrhebamme erschrocken.

„Ja, es sieht ganz danach aus. Bitte haltet euch einfach bereit. Vielleicht könntet ihr auf die anderen Patienten achten und eventuell Dinge besorgen, die von den Ärzten benötigt werden."

Von diesem Augenblick an fühlte ich mich immer mehr als Zuschauerin eines schaurigen, unwirklichen Geschehens. All das konnte doch nicht tatsächlich passieren. Die geburtshilfliche Abteilung galt als der glücklichste Ort der gesamten Klinik. Hier erfüllten sich Träume und aus Paaren wurden kleine Familien. Hier gab es anstatt der wirklich großen Probleme, eher ab und zu ein Problemchen, das nur in wenigen Fällen realen Anlass zur Sorge bot.

Eine Lungenembolie gehört zu den seltenen, jedoch am meisten gefürchteten Komplikationen, die infolge eines Kaiserschnitts auftreten können. Durch die schwangerschaftsbedingte Veränderung der Blutgerinnung ist das Thrombose- und Embolie-Risiko einer jeden Schwangeren ohnehin erhöht. Es wird durch eine Operation aber noch mal um ein Vielfaches verstärkt.

„Könntet ihr das Zimmer etwas abschirmen, damit die anderen Patienten möglichst wenig von dem Geschehen hier mitbekommen?", bat uns Annette.

Meine Mitschülerin Nina und ich besorgten daraufhin eine Stellwand als Sichtschutz und grenzten mit ihr das Patientenzimmer bestmöglich gegen den restlichen Flur ab. Die Tür musste offen bleiben, da regelmäßig einer der Helfer aus dem Zimmer eilte, um benötigte Dinge zu beschaffen. Auch wir führten gelegentlich kleinere Aufträge aus, die wir über Zuruf erhielten. Schließlich aber wurden wir in dieser Nacht Zeugen eines verzweifelten Kampfes um das Leben einer Mutter. Ich erlebte, wie mit jeder Minute die Anspannung der beteiligten Personen zunahm. Das gesamte Notfallteam arbeitete auf Hochtouren. Während alle versuchten, mit unermüdlichen Wiederbelebungsmaßnahmen das Leben dieser Frau zu retten, stand jedem Einzelnen der Schweiß auf der Stirn.

„Eins, zwei, drei, vier, fünf, sechs, sieben, acht, neun, zehn …"

Dann drückte der Anästhesist ein letztes Mal auf ihren Brustkorb.

„Es ist vorbei, wir schaffen es nicht."

Ich hörte die entsetzte Stimme des Arztes. Hilflos kniete er neben Frau Schneider. Aus dem Augenwinkel konnte ich erkennen, dass Blut aus ihrem Mund rann. Sie lag blass und leblos am Boden, umgeben von einem Chaos aus aufgerissen Packungen von Venenzugängen und Infusionsschläuchen und leeren Arzneiampullen.

Es war vollkommen still im Patientenzimmer. Wir hatten sie tatsächlich verloren.

Das Notfallteam und alle anderen Helfer standen starr und fassungslos um den reglosen Körper herum. Sanft schloss der Anästhesist Frau Schneiders Augen, indem er vorsichtig mit seiner Hand über ihre Lider strich. Ohne ein Wort begannen die Anwesenden die Unordnung im Raum zu beseitigen. Niemand weinte in diesem Moment, denn der Schock saß noch zu tief.

„Wurde der Ehemann bereits informiert, als seine Frau zusammengebrochen ist, oder weiß er noch gar nicht Bescheid?", fragte ich die Stationsschwester.

„Nein, er ahnt noch nichts von dieser Tragödie. Es wird ein gewaltiger Schock für ihn werden. Wie soll er nur, völlig unvorbereitet, mit dieser entsetzlichen Situation klarkommen?"

Wir erkundigten uns nach der Bettnachbarin von Frau Schneider. Auch sie musste verstört sein, da sie miterlebt hatte, dass die Situation sich doch dramatischer entwickelte, als zunächst vermutet. Die Kinderkrankenschwestern hatten sie mit zu sich in das Neugeborenenzimmer genommen und kümmerten sich um sie.

Der Gynäkologe informierte Herrn Schneider, ohne allerdings den dramatischen Ausgang des Ereignisses zu erwähnen. Er bat ihn lediglich, sich auf den Weg in die Klinik zu machen, da es seiner Frau sehr schlechtginge. Alle befanden es für unsensibel und gleichzeitig riskant, eine solch schreckliche Nachricht telefonisch zu überbringen und Herrn Schneider dann in den nächtlichen Verkehr zu schicken.

Zwei Ärzte des Notfallteams legten Frau Schneider mit der Hilfe der Nachtschwester zurück auf ihr Patientenbett. Anschließend richtete Schwester Annette mit einer Kollegin das Zimmer her, wusch den Körper der jungen Frau und kleidete sie in ein sauberes, buntgeblümtes Nachthemd. Herr Schneider sollte die Möglichkeit erhalten, sich nach seinem Eintreffen in Ruhe und Würde von seiner Frau zu verabschieden.

Nina und ich gingen gemeinsam mit unseren Lehrhebammen zurück in den Kreißsaal. Schweigend liefen wir nebeneinanderher. Wir hatten uns lange krampfhaft zusammengerissen und die eigenen Gefühle unter Kontrolle gehalten. Allmählich aber löste sich die Starre und unsere Tränen begannen ungebremst zu laufen. Wir fielen uns gegenseitig in die Arme und suchten Trost an der Schulter der anderen. Ich saß gemeinsam mit Nina bei unseren Lehrhebammen. Fürsorglich versuchten sie uns aufzufangen und mit uns gemeinsam das Erlebte aufzuarbeiten. Sie waren jedoch selbst schockiert und nahezu sprachlos.

Als Schülerinnen, die etwas derartig Furchtbares noch nie erlebt hatten, beschäftigten wir uns nun mit der Frage, ob man dieses Schicksal vielleicht hätte abwenden können. Wäre es unter Umständen doch möglich gewesen, Frau Schneider von einer Spontangeburt zu überzeugen?

Simone, eine der erfahrensten Hebammen des Kreißsaals, versuchte ihre Gedanken zu ordnen und in Worte zu fassen. Freundlich sah sie meiner Mitschülerin und mir in die Augen: „Wisst ihr, Fragen nach dem Warum oder Was-wäre-gewesen-wenn werden wir niemals beantworten können. Diese schmerzliche Erfahrung gehört, neben all den vielen wunderbaren, auch leider zu unserem Beruf."

Von dem Gespräch, das der Arzt später mit Herrn Schneider führte, bekamen wir im Kreißsaal nichts mit. Wir versuchten uns gedanklich in die Lage des Vaters zu versetzen und uns auszumalen, wie er es überhaupt schaffen konnte, mit diesem Schicksalsschlag umzugehen. Völlig unvorbereitet würde er sich einem Leben stellen müssen, das weit entfernt von seiner bisherigen Vorstellung lag. All seine Hoffnungen waren innerhalb der letzten Stunde zerstört worden. Anstatt in den kommenden Tagen als glückliche Familie die Klinik zu verlassen, lastete nun eine schwere Bürde auf seinen Schultern. Er würde lernen müssen, mit seiner Trauer umzugehen und gleichzeitig die Verantwortung für einen kleinen hilflosen Menschen zu tragen, der ebenfalls soeben eine sehr wichtige Person verloren hatte.

Am folgenden Tag besuchte ich meine Kurskollegin Anja, die gerade ihren ersten Ausbildungseinsatz im Neugeborenenzimmer hatte.

Dort lernen Hebammenschülerinnen die wesentlichen Inhalte der Säuglingspflege und -ernährung und erfahren, wie sie junge Eltern bestmöglich auf die anstrengende Zeit nach dem Klinikaufenthalt vorbereiten können.

Ich hatte nach den aufwühlenden Ereignissen der letzten Nacht sehr schlecht geschlafen. Mich beschäftigte unentwegt die Frage, wie es jetzt für den Vater und seine Tochter weitergehen würde. Anja trug die kleine Lea gerade auf ihrem Arm und wiegte sie zur Melodie einer Spieluhr. Sie erzählte, dass Lea von den Schwestern und Schülerinnen liebevoll umsorgt und ihr häufig vorgesungen werde. Auch die Umstellung auf Flaschennahrung habe problemlos funktioniert.

„Wie geht es ihrem Vater?"

„Er ist heute noch nicht ein einziges Mal vorbeigekommen. Die Ärzte und der Klinik-Psychologe haben wohl sehr ausführlich mit ihm gesprochen und ihre Hilfe angeboten. Er scheint jedoch momentan nicht dazu in der Lage zu sein, eine Beziehung zu seiner Tochter zuzulassen. Es wirkt fast so, als gäbe er ihr unbewusst die Schuld für seinen unerträglichen Verlust. Alle hoffen, dass er lediglich Zeit benötigt, um sich den Aufgaben der Gegenwart zu stellen."

„Weißt du, ob er Angehörige hat, die ihn unterstützen können oder zumindest für ihn da sind?"

„Seine Eltern sind genauso wie die Schwiegereltern sehr alt und selbst völlig fertig. Sie werden auf jeden Fall nur eingeschränkt bei der Versorgung des Kindes mithelfen können. Er hat aber eine Schwester, die ganz in der Nähe wohnt."

Die Tage verstrichen. Das Klinikpersonal hatte sich dafür ausgesprochen, das Kind weiterhin im Neugeborenenzimmer zu betreuen. Herr Schneider erhielt auf diese Weise die Möglichkeit, in Ruhe zu trauern und sich allmählich auf eine völlig unerwartete Situation einzustellen. Wir alle nahmen mitfühlend am Schicksal der Familie teil und bemühten uns, dem kleinen Mädchen in dieser Zeit möglichst viel Zuneigung und Aufmerksamkeit zukommen zu lassen. Vielleicht mochte Lea instinktiv spüren, dass etwas nicht stimmte. Doch sie wirkte nach außen hin ausgeglichen, schlief und trank gut.

Die Klinik stand, wie wir mitbekamen, in einem regelmäßigen Kontakt mit dem Vater des Kindes und arbeitete mit der Hilfe von qualifiziertem und entsprechend geschultem Personal an einer zufriedenstellenden Lösung. Diese Tage wurden überschattet von der großen Sorge, dass ein kleines Mädchen nicht nur auf die Fürsorge seiner Mutter, sondern im schlimmsten Fall sogar dauerhaft auf die seines Vaters würde verzichten müssen. Daher setzten sich alle Beteiligten intensiv dafür ein, Herrn Schneider beim Aufbau einer Beziehung zu seinem Kind zu unterstützen.

Seine Frau hätte sich zweifellos gewünscht, dass er und Lea fest zusammenhielten, um diese schwere Zeit gemeinsam zu überstehen. Nur er konnte sie als leibliche Mutter noch durch Erzählungen zu einem festen Bestandteil des weiteren Lebens der Tochter werden lassen. Ohne Frage würde es für Lea später von großer Bedeutung sein, zu erfahren, was für ein Mensch ihre Mutter gewesen war, wie sie gelebt, gefühlt und wie sehr sie sich über ihre kleine Tochter gefreut hatte.

Dann endlich kam der Tag, den alle so sehnlichst erwartet hatten: „Es war ein sehr langsames und vorsichtiges Herantasten", berichtete uns gerührt eine Schwester, die bei diesem ersten Kennenlernen dabei gewesen war. „Zunächst war der emotionale Abstand zu seiner Tochter noch deutlich spürbar. Lange Zeit stand er einfach nur neben ihrem Bettchen und schaute sie an, ohne sie dabei zu berühren. Als sie aus dem Schlaf erwachte, blickten sich beide in die Augen. Plötzlich flossen bei Herrn Schneider die Tränen. Er nahm Lea behutsam aus ihrem Bettchen und drückte sie fest an sich."

„Vielleicht erkannte er in den Augen seines Kindes den Blick seiner Frau", vermutete ich.

Es dauerte schließlich noch einige Tage, bis Herr Schneider seinen Alltag so weit organisiert hatte, dass er gemeinsam mit Lea die Klinik verlassen konnte. Seine Familie und viele seiner Freunde hatten versprochen, ihn zu unterstützen, so gut es ging. Auch das Personal unserer Klinik bot ihm an, sich bei Bedarf jederzeit zu melden.

Monate später sprach ich mit Doktor Giese, einer Ärztin der gynäkologischen Abteilung. Sie hatte nach dem schlimmen Ereignis weiterhin Kontakt zu Herrn Schneider gehalten.

„Herr Schneider wird von seiner Familie wirklich großartig unterstützt. Durch ihre Hilfe gelingt es ihm heute wieder, zu arbeiten, und Lea trotzdem ein guter Vater zu sein. Die regelmäßigen Besuche einer Trauergruppe helfen ihm dabei, sich in seinem neuen Leben zurechtzufinden und sich mit seinen Sorgen nicht ganz so allein zu fühlen. Lea aber ist diejenige, die ihm täglich die Kraft und die Liebe gibt, die er braucht, um nach vorn blicken zu können", äußerte sich Doktor Giese zuversichtlich.

Ich war erleichtert zu hören, dass es beiden den Umständen entsprechend gutging.

Damals erlebte ich zum ersten Mal, dass eine Patientin im Zusammenhang mit einer Geburt verstarb. Zum Glück blieb mir eine weitere schreckliche Erfahrung dieser Art bis zum heutigen Tag erspart. Vergessen werde ich Familie Schneider nie.

Hurra,
unser kleiner Prinz ist da

In den ersten Monaten meines Berufslebens hatte ich zunächst ausschließlich im Tagdienst arbeiten müssen. Dieser war, anders als der Nachtdienst, immer durch zwei Hebammen besetzt. So hatte ich mich entsprechend langsam und kontrolliert an neue Aufgabenfelder herantasten und mir vieles bei meinen erfahrenen Kolleginnen abschauen können. Ich war froh, dass ich in Situationen, in denen ich mich unsicher fühlte, immer auf ihre Unterstützung zählen durfte.

Es war heute erst die zweite Nacht, in der ich als Hebamme an meinem neuen Arbeitsplatz allein im Dienst war. Obwohl ich meinen eigenen beruflichen Fähigkeiten immer mehr vertraute, fühlte es sich dennoch merkwürdig an, jetzt ohne den sicheren Rückhalt einer Kollegin auskommen zu müssen.

Als ich abends die Klinik erreichte, sah ich, dass direkt vor dem Haupteingang eine Reihe edler Fahrzeuge parkte, obwohl hier keine offiziellen Stellplätze ausgewiesen waren. In den letzten Wochen war dies bereits häufiger vorgekommen, und zwar immer dann, wenn ein Familienmitglied der Sinti und Roma bei uns in der Klinik lag. Vor allem zu Geburten kamen die Patientinnen niemals allein in den Kreißsaal, sondern immer in Begleitung ihrer gesamten Großfamilie. Es war daher kaum möglich, in ausreichender Anzahl Parkplätze auf dem recht übersichtlichen Klinikparkplatz zu bekommen.

Meine ersten Kontakte mit schwangeren Frauen des mir fremden Kulturkreises der Sinti und Roma stellten für mich als junge Hebamme eine ganz neue Herausforderung dar. Ich hatte während meiner Ausbildung keine vergleichbaren Erfahrungen sammeln können. Für gewöhnlich hatte sich meine Betreuung während der Geburt auf die Schwangere selbst und ihren begleitenden Partner beschränkt. Nur sehr vereinzelt war es vorgekommen, dass eine Patientin zusätzlich die eigene Mutter, Schwester oder Schwiegermutter zur Entbindung mitgebracht hatte.

Hier an meinem neuen Arbeitsplatz gehörte diese für mich ungewöhnliche Form der Geburtsbegleitung, die auch die Betreuung zahlreicher Familienmitglieder einschloss, für die meisten fast schon zur Routine. Da in meinem Beruf aber ohnehin kein Tag wie der andere verlief, musste ich lernen, stets flexibel zu bleiben und mich auch auf Neues einzulassen. Das würde mir mit den Jahren, so hoffte ich, immer besser gelingen.

Mit einem mulmigen Gefühl betrat ich den Fahrstuhl, der mich auf die Ebene der geburtshilflichen Abteilung brachte. Die Tür öffnete sich und ich erblickte direkt die erste Kleingruppe bunt gekleideter Frauen, die im Wartebereich vor dem Kreißsaal Platz genommen hatten. Die Frauen unterhielten sich laut durcheinander und beachteten mich kaum, als ich mir durch die Eingabe eines Zahlencodes Eintritt zur Entbindungsstation verschaffte. Die ersten beiden Kreißsäle schienen leer zu sein. Aus dem Raum am Ende des Ganges war ein lautes Stimmengewirr zu vernehmen und das Klackern hoher Absätze schallte über den gesamten Korridor. Ich spürte, wie sich in diesem Moment mein Magen zusammenzog. Angespannt betrat ich das Dienstzimmer. Es war nicht besetzt. Die Hebamme des Spätdienstes war offenbar noch im Kreißsaal beschäftigt. Ich zog meine Arbeitskleidung an und wartete anschließend auf meine Kollegin für die Dienstübergabe. Plötzlich öffnete sich die Tür. Angelika grinste mich herausfordernd an.

„Na, ab jetzt überlasse ich dir dann wohl mal das Feld. Ich habe zwar schon eine gute Vorarbeit geleistet, aber du wirst trotzdem noch einige Stündchen zu tun haben. Es ist die erste Geburt einer Sinti-und-Roma-Familie, die du alleine betreust, oder?"

Angelika war eine meiner erfahrensten Kolleginnen, denn sie konnte selbst auf mehr als dreißig Jahre geburtshilfliche Arbeit zurückschauen. Ich mochte sie sehr und bewunderte, wie hingebungsvoll sie sich auch noch nach den vielen Jahren der Berufsausübung ihren schwangeren Patientinnen widmete. Mich beeindruckte, wie es ihr gelang, trotz ihres freundlichen Wesens eine natürliche Autorität zu verkörpern. Die Frauen liebten sie. Angelika vermittelte ihnen ein Gefühl von Sicherheit und sorgte zeitgleich für eine liebevolle Atmosphäre im Kreißsaal, in der sich die Familien wohlfühlen konnten.

„Ja, es wird meine Erste sein. Und ich habe zugegebenermaßen ein wenig Angst. Wie weit ist sie denn?", fragte ich beunruhigt.

„Frau Zulie ist seit fünf Stunden im Kreißsaal und der Muttermund mittlerweile bei knapp vier Zentimetern. Es ist das erste Kind der neunzehnjährigen Patientin. Sie bekommt einen kleinen Prinzen." Angelika lachte. „Vorhin haben einige der Männer schon mit Whisky auf ihn angestoßen. Das konnten wir ihnen jedoch zum Glück erfolgreich untersagen. Ich glaube, sie sind gerade einmal rausgegangen, kommen aber sicherlich bald wieder zurück. Von den Frauen, die die Schwangere begleiten, sind immer zwei mit im Kreißsaal. Der Rest wartet draußen auf dem Flur. Sie wechseln sich zwischendurch ab."

In diesem Moment öffnete sich die Eingangstür des Kreißsaals. Anders als erwartet, handelte es sich jedoch nicht um den diensthabenden Arzt. Zwei Damen mittleren Alters rauschten ohne eine weitere Erklärung am Dienstzimmer vorbei. Meine Kollegin erhob sich und eilte ihnen hinterher: „Hey, dafür gehen die anderen beiden aber dann vor die Tür."

Nachdem zwei andere Frauen den Kreißsaal verlassen hatten, wandte sich Angelika wieder mir zu. Ich sah sie erstaunt an.

„Kennen sie etwa den Code?"

„Ja, den haben sie sich wohl bei Gelegenheit abgeschaut. Ehrlich gesagt, ist es aber fast besser so. Ein ständiges Klingeln würde für uns dauernde Lauferei bedeuten. Du musst aber kontrollieren, dass auch wirklich gewechselt wird. Sonst nimmt die Anzahl der Personen im Kreißsaal irgendwann überhand."

Wir machten uns auf den Weg zu Frau Zulie. Angelika wollte sich bei ihr verabschieden und mich als neue betreuende Hebamme vorstellen. Beim Betreten des Zimmers bemerkte ich den entgeisterten Blick, dem ich unvermittelt von allen Seiten ausgesetzt war. Keine der drei Frauen wirkte über den Hebammenwechsel erfreut. Als Angelika ging und ich mit den Frauen allein war, merkte ich, wie unwohl ich mich plötzlich fühlte. Ich suchte nach einer Möglichkeit, um die Situation ein wenig zu entspannen. Mir gelang es zu diesem Zeitpunkt jedoch nicht, den Grund für ihre Ablehnung zu erkennen. Freundlich lächelte ich die werdende Mutter an.

„Sie haben in den letzten Stunden bereits sehr viel geschafft. Meine Kollegin hat mir berichtet, wie tapfer Sie sind."

Es blieb still. Die Tatsache, dass mein bloßes Erscheinen diesen temperamentvollen Frauen so augenblicklich die Sprache verschlagen hatte, wirkte fast schon skurril auf mich.

„Wie alt sind Sie denn eigentlich? Sie haben doch sicherlich noch keine eigenen Kinder, oder?" Fragend schaute mich die ältere der beiden Begleiterinnen an und musterte mich skeptisch.

Ich überlegte einen kurzen Augenblick lang. Urplötzlich wurde mir klar, wo ihr und wahrscheinlich auch das Problem der anderen Frauen lag – ich war ihnen einfach zu jung und sie vertrauten meinen Fähigkeiten nicht. Ein wenig bei meinem Alter zu schummeln, erschien mir legitim, aber recht aussichtslos. Da mich die meisten Menschen eher jünger schätzten, hätte ich wahrscheinlich maximal zwei Jahre hinzumogeln können. Mir musste also etwas anderes einfallen, um mir den erwünschten Respekt zu verschaffen.

„Ich bin vierundzwanzig und habe bereits drei eigene Kinder", antwortete ich schlagfertig und zumindest teilweise wahrheitsgemäß. Die Notlüge, selbst Mutter zu sein, veränderte den Blick der Frau innerhalb von Sekunden. Er signalisierte neben einem gewissen Erstaunen jetzt auch Achtung mir gegenüber.

„Oh, das hätte ich nicht gedacht." Nach einer kurzen Pause des Schweigens fuhr sie fort: „Wir brauchen Buscopan. Wissen Sie, das macht den Muttermund schön weich. Ich bin nämlich auch so eine Art Hebamme. Außerdem hat Schwester Angelika …"

Ich unterbrach sie und zwinkerte ihr zu. „Vertrauen Sie mir ein bisschen und lassen Sie mich einfach mal machen. Wir können das hier alles sehr gut hinbekommen. Sie werden schon sehen."

Frau Zulie saß auf dem Kreißbett und wirkte schüchtern, fast ängstlich auf mich. Sie selbst hatte noch kein einziges Wort gesprochen und veratmete nahezu lautlos ihre offensichtlich heftigen Wehen. Ich setzte mich zu ihr auf die Bettkante.

„Wie geht es Ihnen mit den Schmerzen? Kommen Sie damit zurecht?"

Sie schaute mich unsicher an. „Ich denke, es geht schon irgendwie."

„Eines steht jedenfalls fest. Meine Nichte braucht keine PDA", entgegnete ihre Begleitung.

Es war unmissverständlich, wer die wichtigen Entscheidungen treffen durfte, und dass es keineswegs die unerfahrene Gebärende selbst war. Die beiden Frauen dienten nicht allein der liebevollen Unterstützung, sondern kontrollierten sowohl den Verlauf der Geburt als auch meine Arbeit. Es war mir bekannt, dass in dieser Kultur eine Zurückhaltung in Bezug auf medikamentöse Schmerzerleichterung erwünscht war. Eine Geburt sollte natürlich, ohne größere Interventionen ablaufen, eine

PDA und vor allem der Kaiserschnitt möglichst vermieden werden.

Es fühlte sich ungewohnt an, mich im Kreißsaal erst einmal beweisen zu müssen. Alle meine Schritte und Handlungen standen unter der kritischen Beobachtung der Angehörigen. Sie hielten sich, anders als üblich, keineswegs diskret im Hintergrund, sondern konfrontierten meine Patientin lautstark mit ihren eigenen Ideen und Anweisungen. Irgendwie spürte ich dennoch intuitiv, dass es keinen Sinn ergab, den unterschwellig empfundenen Ärger weiter in mir aufsteigen zu lassen. Auch mit der störenden Unruhe im Kreißsaal musste ich möglichst schnell lernen klarzukommen.

Ich versuchte die Frauen zu beruhigen: „Machen Sie sich nicht zu viele Gedanken. Es wird schon alles gut gehen. Aber sagen Sie mir doch vielleicht erst einmal, wie Sie beide heißen. Wir werden ja wohl noch einige Zeit miteinander verbringen."

„Ich bin Rosa und das ist meine jüngere Schwester Kristina", antwortete die ältere der beiden.

„Und ich heiße Lydia, aber das wissen Sie ja sicher", warf Frau Zulie vom Kreißbett aus ein.

Freundlich sah ich alle drei an und in diesem Moment wurde mir die Ähnlichkeit der Frauen bewusst. „Sie dürfen mich dann gerne Miriam nennen."

Die Gesichtszüge der Frauen entspannten sich allmählich ein wenig.

Wieder klingelte es an der Tür. Rosa und Kristina verließen den Kreißsaal und hatten bei ihrer Rückkehr einen jungen Mann im Schlepptau, der höchstens zwanzig Jahre alt sein konnte. Bereits auf den ersten Blick wirkte er auf mich, als sei er mit der Situation völlig überfordert. Unbeteiligt nahm er in einer Ecke des Kreißsaals Platz, ohne dabei der werdenden Mutter ehrliche Beachtung zu schenken. Auf meine Frage, ob er der Vater des Kindes sei, nickte er lediglich wortlos. Es wurde immer deutlicher, dass die aktive Begleitung einer Geburt in dieser Kultur den Frauen vorbehalten war und ein Mann im Kreißsaal fast etwas störte.

Bei meiner nächsten Untersuchung stellte ich fest, dass der Muttermund der Patientin sich sehr gut eröffnet hatte, das Köpfchen jedoch weiterhin recht weit oben im Becken stand. „Wir sollten einmal die Position wechseln", schlug ich vor.

Während ich nach der Fernbedienung des Bettes suchte, um die Rückenlehne etwas nach unten zu fahren, nahm ich erst die Schalen aus Glaskristall wahr, die überall verteilt auf den Fensterbänken standen. Sie waren bis zum Rand mit Schokoladenpralinen gefüllt. Daneben stand ein kleines Radio, das die Frauen von zu Hause mitgebracht haben mussten. Sie schienen es sich hier für die Wartezeit wirklich gemütlich gemacht zu haben. Mein überraschter Blick blieb nicht lange unbemerkt.

Rosa griff nach einer der Schalen und hielt sie mir hin.

„Möchten Sie probieren? Die sind echt gut." Fast bildete ich mir ein, ein zaghaftes Lächeln auf ihrem Gesicht erkannt zu haben. „Gern. Da sag ich nicht Nein", antwortete ich und stibitzte eine Praline. Danach lagerte ich Lydia in die Knie-Ellenbogen-Position.

„Darf ich Sie etwas fragen, Miriam?" Rosa schaute mich an und ich nickte zustimmend. „Dass das Köpfchen noch so hoch ist, bedeutet aber nicht, dass meine Nichte vielleicht einen Kaiserschnitt bekommt, oder? Sollte nicht besser einmal der Arzt untersuchen?"

Erneut spürte ich Rosas Zweifel. Sie vertraute mir offenbar immer noch nicht vollständig.

„Nein, ich denke, das ist nicht nötig. Es ist alles in bester Ordnung und mit dem Untersuchungsergebnis bin ich mir absolut sicher. Ein Kaiserschnitt steht momentan überhaupt nicht zur Debatte. Wir probieren nun die neue Position aus und Sie versuchen sich unterdessen ein wenig zu entspannen, okay?"

„Und wie geht es dann weiter?", fragte mich Rosa.

„Ich denke, ganz wunderbar", entgegnete ich lachend. „Sie könnten Ihrer Nichte jedoch bestimmt einen großen Gefallen tun, wenn Sie ihr das Kreuzbein massierten. Ich sehe, dass Sie sehr erfahren sind, und ich denke, dass es bestimmt hilfreich ist, wenn wir ab jetzt alle gut zusammenarbeiten."

Sie sah mich erstaunt an. „Okay, wenn Sie wollen, helfen wir gern."

Kristina hatte bislang die Kommunikation mit mir ihrer älteren Schwester überlassen, schien aber stets ihrer Meinung zu sein.

Während die Frauen links und rechts neben ihrer Nichte Platz nahmen und ambitioniert ihren unteren Rücken mit einem Aromaöl massierten, bereitete ich unterdessen den Kreißsaal für die anstehende Geburt vor. Ich merkte, wie sich die Einstellung von Rosa und Kristina mir gegenüber verändert hatte. Die intime Atmosphäre der Geburt und das Verständnis füreinander, wie auch die gemeinsame Betreuung von Lydia, schienen uns nähergebracht zu haben. Wir hatten erkannt, dass jeder von uns nur das Beste für sie wollte.

Unvermittelt wurde mir bewusst, dass mich plötzlich auch die lauten Stimmen und das Klackern ihrer Absätze nicht weiter störten. Die angespannte Stimmung war einem Zustand gewichen, den ich durchaus als harmonisch empfand. Die Geburtsleitung wurde von uns allen ab diesem Zeitpunkt immer mehr als eine gemeinsame Aufgabe erlebt.

Lydias Atmung hatte sich verändert. Sie stöhnte und krallte ihre Finger während der Wehe fest in ihr Kopfkissen. Ihre Tanten versuchten, sie zu beruhigen und zu einem gleichmäßigen Atemrhythmus anzuleiten, so, wie ich es ihnen zuvor gezeigt hatte. Ich war mir ziemlich sicher, dass es nicht mehr lange dauern würde, bis die Presswehen einsetzten. Die anschließende Untersuchung bestätigte diesen Eindruck.

„Sie dürfen gleich mitschieben!" Lydia schaute ängstlich in die Runde. Ihre Tanten aber strahlten und begannen umgehend damit, die junge Frau für den Endspurt zu motivieren.

„Es wird nicht lange dauern, wenn Sie weiterhin so gut mitmachen, Lydia." Sie nickte erleichtert und gab mir zu verstehen, dass sie einverstanden war. Ich wandte mich an den werdenden Vater, der bisweilen nicht wirklich in Erscheinung getreten war. „Sie dürfen gerne etwas näher kommen, wenn Sie mögen", forderte ich ihn auf. Er schüttelte jedoch den Kopf und zog es weiterhin vor, aus sicherem Abstand der Geburt seines Sohnes beizuwohnen. Die direkte Begleitung dieses Ereignisses überließ er dankbar dem weiblichen Teil der Anwesenden.

Ich bat daher Rosa und Kristina, mir ein wenig zur Hand zu gehen. „Helfen Sie mir doch bitte einmal, die Tücher auf dem Bett auszulegen! Danach können Sie gerne weitermassieren, falls es Ihrer Nichte immer noch guttut." Die Patientin blickte kurz auf und signalisierte, dass ihre Tanten fortfahren sollten.

„Vielleicht könnte sich aber auch eine von Ihnen an das Kopfende setzen. Es hilft Lydia sicherlich, während des Pressens eine Hand zu drücken." Kristina wechselte ihren Standort und reichte Lydia die Hand.

Das Köpfchen des Kindes war schon von außen sichtbar. Ich gab die notwendigen Kommandos, die das Pressen und die Atmung koordinierten, während meine „Hilfshebammen" überwachten, dass ihre Nichte sie richtig umsetzte. Mittlerweile war auch der Gynäkologe gekommen, der jedoch stiller Beobachter blieb und uns Frauen die Regie überließ.

Und dann war er endlich da, der kleine Prinz, und begrüßte uns mit einem kräftigen Schrei. Der frischgebackene Vater eilte herbei, um sich davon zu überzeugen, dass es sich auch tatsächlich um einen Stammhalter handelte. Ich reichte ihm die Nabelschere: „So, das ist jetzt aber eindeutig Papa-Sache." Zögerlich überwand er schließlich seinen inneren Widerstand und durchtrennte mit angespannter Miene die zähe Nabelschnur seines Sohnes. Rosa schaute mich entgeistert an und ich erfuhr später, dass dies eigentlich ihre Aufgabe gewesen wäre.

Der Geräuschpegel im Kreißsaal nahm allmählich wieder zu. Meine Helferinnen redeten überschwänglich auf die frischgebackene Mutter ein und beglückwünschten sie zu ihrem Kind. Sie selbst hatte bislang noch keine Möglichkeit gefunden, ihren kleinen Sohn in Ruhe zu begrüßen.

„Vielleicht überbringen Sie Ihrer wartenden Verwandtschaft erst einmal die frohe Botschaft. Wenn wir den kleinen Mann versorgt haben, dürfen Sie ihn natürlich auch Ihren Angehörigen präsentieren."

Rosa und Kristina verließen gemeinsam mit Lydias Partner den Raum. Während wenig später vom Krankenhausflur die fröhliche Feierstimmung zu uns in den Kreißsaal drang, war es dort selbst zum ersten Mal ganz ruhig. Der kleine Junge lag in warme Handtücher eingewickelt im Arm seiner erschöpften Mutter, die ihn glücklich ansah. Vorsichtig half ich ihr dabei, ihren Sohn an ihre Brust anzulegen. Er fing direkt an, kräftig zu saugen. Wir genossen diesen kurzen Moment der Stille, der uns nach den letzten turbulenten Stunden eindeutig guttat.

Kurze Zeit später kehrten Rosa und Kristina zurück.

„Können wir ihn den anderen zeigen? Alle sind furchtbar neugierig."

Ich untersuchte den kleinen Armani, nahm seine Maße und kleidete ihn an. Dann übergab ich ihn an seine stolzen Großtante und besorgte ein Kinderbettchen mit Rollen. Damit konnte Rosa ihren Neffen sicher auf den Flur schieben und ihn seiner Verwandtschaft vorstellen.

Es war einfach schön, wie sehr sich alle freuten. Die euphorische Stimmung glich ein wenig der Atmosphäre eines ausgelassenen Volksfestes. Man sah den Stolz in den Augen der Angehörigen, ein neues Kind in ihrer Familie zu begrüßen. Glücklich fielen sie sich in die Arme und betrachteten nacheinander ihren kleinen Prinzen. Alle wollten ihn halten und zärtlich berühren. Ich erlaubte den ungeduldigen Angehörigen, dass sie nacheinander und in kleinen Gruppen nun auch die junge Mutter beglückwünschen durften. Es dauerte, bis alle an der Reihe waren. Schließlich aber blieben nur wieder Rosa, Kristina, Lydia, ihr Partner und ich – unser ursprüngliches Geburtsteam – im Kreißsaal übrig. Jetzt kam ich endlich dazu, den jungen Eltern selbst zu gratulieren. Ich freute mich, dass wir nach den anfänglichen Schwierigkeiten zueinandergefunden hatten, und war sogar ein bisschen stolz auf mich selbst, diese Herausforderung bewältigt zu haben. Erleichtert und dankbar schloss ich meine Helferinnen in die Arme und wir merkten, dass wir uns gegenseitig in einem anderen Licht sahen als noch zum Zeitpunkt unseres ersten Kennenlernens.

Kristina drehte plötzlich das kleine Radio auf der Fensterbank auf. Sie reichte ihrer Schwester und mir die Hand und auf einmal begannen wir spontan zu tanzen.

Im Laufe unseres Lebens werden wir von einer Vielzahl anderer Menschen begleitet. Wir teilen mit ihnen nicht nur die besonders schönen Augenblicke, sondern setzen ebenso in schwierigen Phasen auf ihre Unterstützung und ihren Trost. Auch wir selbst werden zu Wegbegleitern im Leben anderer.

Nicht immer haben wir das Glück, auf die Unterstützung eines Vertrauten zurückgreifen zu dürfen, so wie in dieser Geschichte die junge Frau auf die Hilfe ihrer Tanten. In gewissen Lebenslagen liegt die

Entscheidung, wer uns begleitet, auch nicht in den eigenen Händen. Manchmal kommt es auf Menschen an, die mit ihrer Qualifikation für bestimmte Aufgaben befähigt sind. In diesen Fällen müssen wir darauf vertrauen können, dass sie gewissenhaft und verantwortungsvoll versuchen, unseren Wünschen und Bedürfnissen gerecht zu werden.

Für die, die Hilfe anbieten, ist es schön zu erleben, wenn ihre Unterstützung als positiv und entlastend wahrgenommen wird. Dieses passiert allerdings meist nur dann, wenn sie dazu in der Lage sind, sich auch in die Gefühlswelt der von ihnen begleiteten Personen hineinzuversetzen, und sich auf ihre Wahrnehmung einzulassen.

Das Herantasten an einen fremden Menschen ist ein Prozess, der manchmal nicht so leicht ist. Der gemeinsame Anfang kann holprig sein, wie in dieser Geschichte, und es dauert eine Zeit, bis Vorbehalte überwunden sind.

Ich habe sowohl als Hebamme als auch während der ehrenamtlichen Sterbebegleitung erfahren können, dass es mir unterschiedlich gut gelang, mich in das Erleben eines Patienten einzufühlen. Obwohl jeder dieser Menschen sich in einer für ihn mehr oder weniger angstbesetzten Situation Hilfe von mir erhoffte, drückte der Einzelne seine Empfindungen und Bedürfnisse unterschiedlich aus. Einen Zugang zu ihm herzustellen, fiel mir um einiges leichter, wenn sich meine Vorstellungen und mein eigenes Werteverständnis im Wesentlichen mit seinen deckten. Andernfalls merkte ich, dass es für ein harmonisches Miteinander und ein gutes Gelingen der jeweiligen Situation notwendig war, meine Arbeit an den Patienten beziehungsweise die Patientin anzupassen und die individuellen Wünsche zu respektieren. Diese Geschichte veranschaulicht, wie die gegenseitige Akzeptanz des Fremden und Ungewohnten sowie die Offenheit für andere Wege den positiven Verlauf überhaupt erst ermöglichten. Ich denke, dass der eigene Enthusiasmus und die gezeigte Freude wichtig für jede Begleitung sind. Sie vermitteln nicht nur ein ehrliches Interesse, sondern motivieren auch den anderen, konstruktiv mitzuarbeiten.

Die Betreuung dieser ungewöhnlichen Geburt, die bei mir anfänglich ein ungutes Bauchgefühl ausgelöst hatte, nahm einen völlig unerwarteten Verlauf. Jeder von uns schaffte es, eigene Schwierigkeiten und Bedenken zu überwinden, um dadurch zu einem gut funktionierenden Team zu werden. Ich denke gerne an diesen Tag zurück, der mir nicht nur bis heute in guter Erinnerung geblieben ist, sondern mir gezeigt hat, dass man sich immer bemühen sollte, das Beste aus jeder Situation zu machen.

Wünsch mir Glück, mein Schatz

Draußen regnete es und dicke Tropfen prasselten laut und gleichmäßig gegen die Fensterscheiben des Kreißsaals. Beim Blick aus dem Fenster sah man die Baumkronen der Umgebung, die unsanft vom Wind hin und her bewegt wurden. An diesen ungemütlichen Tagen war ich froh über meinen Arbeitsplatz, an dem es stets, unabhängig von der Wetterlage, angenehm warm war. Das Licht im Kreißsaal war gedämpft und verlieh dem Raum mit seinen gelb-orangen Wänden eine angenehme Atmosphäre. Aus den Lautsprechern des CD-Rekorders erklang gerade das Lied „Just breathe" von Pearl Jam, welches vom rhythmischen Klopfen der kindlichen Herztöne untermalt wurde. Auf der Fensterbank standen kleine pastellfarbene Windlichter, deren flackernde Flammen Schattenspiele an die Zimmerdecke warfen.

Es waren nur noch wenige Tage bis zum Weihnachtsfest. In der vergangenen Nacht hatte es ein heftiges Gewitter gegeben und der Ansturm schwangerer Frauen war entsprechend groß gewesen. Derartige Witterungen wurden in der geburtshilflichen Abteilung auch als „Blasensprungwetter" bezeichnet. Drei Kinder hatten in dieser Nacht das Licht der Welt erblickt. Nun war wieder wohltuende Ruhe eingekehrt und lediglich einer der Kreißsäle belegt.

Frau Ahrens lag in der Geburtswanne. Ihr Kopf ruhte auf einem kleinen aufblasbaren Kissen, welches sie sich extra für eine mögliche Wassergeburt besorgt hatte. Ihre Freundin, der bei der eigenen Entbindung die wasserfesten Stillkissen des Kreißsaals zu unbequem gewesen waren, hatte ihr zu dieser Anschaffung geraten.

Herr Krüger, Frau Ahrens' Lebensgefährte, saß auf einem Pezziball neben ihr und massierte sanft ihren Kopf, indem er mit den Fingerspitzen kleine Kreise von der Stirn bis zu ihrem hinteren Haaransatz zog. Eine kräftige Wehe kündigte sich an. Die Patientin legte die Hände auf ihren Bauch und atmete tief in ihn hinein, sodass er mit jedem Atemzug vorwitzig aus dem Wasser herausragte.

„Du machst das so toll! Weißt du eigentlich, dass ich sehr stolz auf dich bin?" Herr Krüger strahlte. Dann tauchte er ein Handtuch in das warme Wasser der Badewanne und bedeckte damit den Bauch seiner Freundin. „Ihr sollt ja nicht frieren. Dein Bauch ist aber auch wirklich gigantisch." Er schmunzelte.

„Komisch, irgendwie werde ich ihn vermissen." Die Wehe war vorüber. Frau Ahrens lehnte sich entspannt zurück und schloss für einen kurzen Moment ihre Augen. Dann drehte sie sich zu ihrem Freund. „Ich liebe dich, du kleiner Spinner!"

Der Muttermund hatte sich sehr gut eröffnet. Ich kontrollierte in regelmäßigen Abständen die kindlichen Herztöne und freute mich, dass die Geburt bislang bilderbuchmäßig verlief. Dieses Paar harmonierte derartig gut, dass ich in meiner Tätigkeit als Hebamme wenig gefordert wurde. Blicke und Gesten genügten den beiden, um zu erspüren, was der jeweils andere gerade brauchte. Dies konnte ein wärmendes Handtuch, eine streichelnde Hand oder auch ein aufrichtiges „Ich liebe dich!" sein.

Die Wehen wurden immer intensiver. In der Regel geht diese Entwicklung mit einer entsprechenden Zunahme der Geräuschkulisse im Kreißsaal einher. Bei Frau Ahrends aber war dies anders. Sie wechselte ihre Position, stützte ihre Ellbogen auf dem Rand der Badewanne ab und kreiste weiterhin ruhig ihr Becken im warmen Wasser. Dann schaute sie ihrem Partner direkt in die

Augen und urplötzlich, ohne vorherige Absprache, begannen sie gemeinsam leise zu singen. Wunderschön erklang ihr Duett von „Endless love".

Ich stand sprachlos neben ihnen. Sie waren ganz auf sich konzentriert und ließen sich von meiner Anwesenheit nicht beirren. Ich hatte immer mal wieder außergewöhnliche Situationen im Kreißsaal erlebt. Auch die des „Wehensingens" gehörte dazu und war mir nicht unbekannt. Jedoch waren es in der Vergangenheit eher einzelne Vokale gewesen, die die Schwangeren, gelegentlich mit ihrem Partner, zu einer einfachen Melodie tönten, um sich besser entspannen zu können.

In besonders emotionalen Augenblicken fiel es mir immer schwer, meine eigenen Gefühle zu beherrschen. Schon einige Male war es vorgekommen, dass ich nach der Geburt beim ersten Kennenlernen der Eltern mit ihrem Kind selbst hatte weinen müssen. Dieser Gesang aber wirkte auf mich fast noch überwältigender. Ich hörte noch einen Moment lang zu, verließ dann aber für einige Minuten den Kreißsaal, um dem Paar etwas Zeit für sich zu geben.

Als ich zurückkehrte, kniete die Gebärende in der Badewanne und fand Halt an dem über ihr befestigten Seil. Ich spürte, dass sich bei ihr etwas verändert hatte. Auch wenn sie die Wehen weiterhin gut veratmete, konnte ich anhand ihrer Bewegungen erkennen, dass der Druck, den ihr Kind während der Wehe erzeugte, deutlich zugenommen hatte.

„Ihr Lied war wunderschön. Sie haben beide großartige Stimmen", stellte ich anerkennend fest.

Nachdem ich um ihre Erlaubnis gebeten hatte, untersuchte ich Frau Ahrens. Ich war ein wenig überrascht, dass der Muttermund nicht mehr zu tasten und das Köpfchen tief in ihr Becken eingetreten war. „Oh, das ging jetzt schnell! Sie haben es bald geschafft! Möchten Sie sich vielleicht selbst davon überzeugen?"

Die Patientin schaute mich erstaunt an. „Ist das denn möglich?" Ich nahm ihre Hand und führte sie vorsichtig zum Kind. „Wow! Das gibt es ja gar nicht. Das Köpfchen steht schon kurz vor dem Ausgang!" Mit leuchtenden Augen strahlte sie erleichtert ihren Freund an.

„Oh Mann, ist das aufregend. Jetzt wird es ernst. Ich kann es kaum erwarten!", entgegnete er freudig.

Ich bereitete den Kreißsaal für die baldige Geburt vor, schaltete die Wärmelampe an, kontrollierte die Reanimationseinheit und legte die Sachen für die Erstversorgung des Kindes heraus.

„Welchen Nachnamen wird Ihr Kind tragen? Sie sind noch nicht verheiratet, oder?"

„Sie wird Krüger heißen, so wie mein Freund. Irgendwann werden wir dann vielleicht alle diesen Namen tragen." Sie zwinkerte ihrem Partner zu.

Ich fädelte die Buchstabenperlen des Nachnamens auf eine Nylonschnur. Jedes Kind erhält nach der Geburt ein solches Namensarmband, damit es später auf der Station auf keinen Fall zu Verwechslungen der Neugeborenen kommen kann.

Als ich mich Frau Ahrens wieder zuwandte, hatte sie damit begonnen, in der Wehe instinktiv mitzuschieben. Ich informierte den Arzt, dass er sich langsam auf den Weg in den Kreißsaal machen könne.

„Möchten Sie in der Badewanne bleiben?" Frau Ahrens nickte. Ich ließ etwas warmes Wasser hinzulaufen, damit die vorgesehene Temperatur von siebenunddreißig Grad wieder erreicht wurde.

„Sie haben bisher eine fantastische Geburtsarbeit geleistet und ich habe nur sehr wenig dazu beitragen müssen." Ich warf einen kurzen Blick auf die kindlichen Herztöne. Dem Baby ging es offensichtlich gut. „Eigentlich könnten Sie nun den Rest auch fast allein hinbekommen." Die Vorstellung, diese Geburt weitestgehend in die Hände des Paares zu legen, gefiel mir. Ich war fest davon überzeugt, dass die werdenden Eltern ihre Aufgabe mit Bravour meistern würden.

„Bei einer Wassergeburt ist es allerdings sehr wichtig, dass Sie Ihr Kind möglichst in Ruhe lassen und es sanft in das Wasser hineingebären. Stress und unnötige Berührung könnten nämlich ansonsten den Tauchreflex des Babys außer Kraft setzen." Ich erklärte Frau Ahrens, dass dieser Schutzreflex ausgelöst wird, sobald das Gesicht des Kindes mit Wasser in Kontakt kommt, und verhindert, dass das Kind atmet und sich verschluckt.

„Pressen Sie genauso weiter, also schön kontrolliert. Sie dürfen Ihre Hand später an das durchtretende Köpfchen legen, um den Vorgang selbst zu regulieren. Auf diese Weise können Sie Ihren Damm vor möglichen Verletzungen schützen. Wenn der Kopf geboren ist, warten Sie auf die nächste Wehe und schieben noch einmal mit Gefühl mit." Frau Ahrens sah mich etwas ängstlich an. „Keine Sorge, ich werde Sie leiten."

Der Arzt war eingetroffen. Die Patientin erspürte mit ihren Fingern das Köpfchen ihrer Tochter, presste ganz leicht, und millimeterweise wurde immer mehr des braunen Haarschopfes sichtbar. Herr Krüger hatte sich mit seinem Oberkörper über den Rand der Badewanne gebeugt und konnte so ganz aus der Nähe beobachten, wie sein kleines Mädchen geboren wurde. Das Köpfchen drehte sich, die Schultern sowie der Rest des zierlichen Körpers folgten mit der nächsten Wehe. Es war geschafft! Wir wurden zu Beobachtern der perfekten Wassergeburt. Das Neugeborene schwamm eindrucksvoll in die Richtung seiner Mutter, bis diese es liebevoll in Empfang nahm. Vorsichtig hob sie ihre Tochter aus dem Wasser und legte sie auf ihre Brust. Ich bedeckte das Mädchen mit einem warmen Handtuch. Anschließend gab ich den Eltern Zeit, ihr Kind in Ruhe zu begrüßen. Nachdem der Vater die Nabelschnur durchtrennt hatte, half ich Frau Ahrens aus der Badewanne. „An Land" war der Blutverlust für mich einfacher zu beurteilen als im Wasser.

Während die junge Mutter ihre kleine Tochter zum ersten Mal anlegte, warteten wir auf die Geburt der Plazenta. Die kleine Charlotte saugte friedlich und sah dabei gesund und rosig aus. Der Mutterkuchen löste sich ohne Probleme. Die Geburt war so sanft abgelaufen, dass Frau Ahrens sie ohne jegliche Verletzungen überstanden hatte.

„Darf ich Ihre süße Tochter für einen kurzen Moment entführen? Ich würde sie gerne kurz vermessen und anschließend auch anziehen."

Herr Krüger kramte in der Reisetasche seiner Frau, entnahm ihr eine kleine Tüte und stellte sie auf der Wickeleinheit ab. „Ich würde Ihnen gerne dabei zur Hand gehen, darf ich?"

„Na klar, dann kann ich Ihnen vielleicht schon etwas zur Nabelpflege erklären. Sie könnten sich auch direkt nützlich machen und die erste Windel Ihrer Tochter übernehmen. Der Arzt wird zuvor aber noch einen kurzen Blick auf die Maus werfen wollen."

Die erste Untersuchung bestätigte meinen positiven Eindruck. Alle Maße und Werte bewegten sich im Normbereich.

„Sie sind ja bereits Profi im Windelnwechseln. Das machen Sie wohl nicht zum ersten Mal", lobte ich Herrn Krüger.

„Nein, ich habe schon häufiger den Sohn meines Bruders gewickelt. Ich würde meine Tochter nun auch gerne selbst anziehen." Ich reichte ihm die Kleidung, die ich zuvor herausgelegt hatte. Er zwinkerte mir zu. Dann flüsterte er: „Die brauche ich nicht. Ich habe eigene Sachen für unser erstes Familien-Shooting mitgebracht."

Seine Lebensgefährtin, die ihn trotz seiner leisen Stimme verstanden hatte, schaute mit einem erstaunten Blick zu uns rüber. „Was, du warst tatsächlich shoppen?", fragte sie erstaunt.

„Ja, was glaubst du denn?" Freudig nahm er einen kleinen rosafarbenen Body aus der Tüte. Als ich ihn mir etwas genauer ansah, stiegen mir nun schon zum zweiten Mal an diesem Tag die Tränen in die Augen.

Mit geschickten Handgriffen kleidete Herr Krüger sein Töchterchen an und gab ihm einen liebevollen Kuss auf die Stirn. „Wünsch mir Glück, mein Schatz!"

Langsam näherte er sich seiner Freundin und legte die kleine Charlotte in ihre Arme. Es dauerte einen Moment, bis auch Frau Ahrens das besondere Detail dieses Bodys entdeckte und die Aufschrift las. Nun liefen auch bei ihr die Tränen. In geschwungener Schrift stand dort die Frage, die sie, so, wie es aussah, bereits sehnlichst erwartet hatte.

Herr Krüger ging auf die Knie und schaute erwartungsvoll nach oben.

„Ja! Ja! Und noch mal ja!", sprudelte es aus Frau Ahrens heraus.

„Okay, das war eine ziemlich klare Antwort." Herr Krüger lachte und sein Gesicht strahlte vor Freude. „Dann darfst du jetzt auch das Geschenk aufmachen, das ich an Charlottes Hosenbändchen befestigt habe."

Frau Ahrens öffnete mit leicht zittrigen Fingern die kleine Schachtel. Ihr Verlobter ergriff zärtlich ihre Hand und steckte ihr einen funkelnden Diamantring an den Finger.

„Nun kannst du mit dem Stein um die Wette strahlen. Ich denke, dass du das Datum unserer Verlobung nicht so leicht vergessen wirst", scherzte er.

Einen Heiratsantrag im Kreißsaal hatte ich tatsächlich noch nie erlebt. Ich wartete ab, bis sich die beiden aus ihrer innigen Umarmung gelöst hatten, und gratulierte ihnen: „Ich hätte nicht gedacht, dass Sie den gemeinsamen Familiennamen dann so schnell in die Tat umsetzen würden. Ich hoffe, dass Sie für immer so glücklich bleiben werden."

Auch für mich war dieser Tag kein üblicher Arbeitstag, sondern einer, an den ich noch häufig zurückdenken sollte.

Als Hebamme erhält man das Privileg, täglich an freudigen Ereignissen teilnehmen zu dürfen. Auch wenn jede Geburt an sich schon ein Erlebnis darstellt, gibt es doch einige, die als besonderes Highlight im Gedächtnis bleiben.

Bei dieser Geburt erschien alles perfekt. Im Kreißsaal war es angenehm ruhig, Mutter und Kind ging es durchweg gut und die werdenden Eltern harmonierten als Paar großartig miteinander. Diese Voraussetzungen ermöglichten es mir, selbst unaufgeregt und äußerst flexibel zu arbeiten. Mir war es möglich, mich in größerem Umfang als üblich aus dem Geburtsgeschehen zurückzuziehen und dem Paar mehr Raum für eine individuelle Gestaltung der Geburt zu geben. Viele meiner üblichen Aufgaben wurden mir abgenommen oder aufgrund des unkomplizierten Geburtsverlaufs gar überflüssig.

Es erscheint mir an dieser Stelle wichtig zu erwähnen, dass Traumgeburten wie diese eher selten vorkommen. Insbesondere der hohe Anteil an romantischen Details, wie Heiratsantrag und Gesangsduett, ist eher ungewöhnlich und sollte die Leserinnen dieses Buches nicht dazu veranlassen, den Druck auf den eigenen Partner zu erhöhen.

Viele Faktoren, die zu einem guten Gelingen einer Geburt beitragen, sind von außen nicht beeinflussbar. Allerdings zeigt sich in dieser Geschichte deutlich, auch stellvertretend für andere Lebensereignisse, wie hilfreich die Liebe eines anderen Menschen sein kann. Es ist sehr viel einfacher, neue Wege zu beschreiten, wenn man jemanden an seiner Seite hat, der Mut macht, der das Gefühl vermittelt, aufgehoben zu sein, und mit dem man sich später gemeinsam freuen kann, wenn man am Ziel angekommen ist.

Viele Männer sind im Vorfeld einer Geburt unsicher, ob und wie sie selbst zu einem positiven Geburtserleben beitragen können. Es ist wirklich nicht nötig, ein so kreatives Potenzial wie das von Herrn Krüger zu besitzen, um sich als wertvoller Begleiter zu bewähren. Vielmehr möchte ich alle werdenden Väter dazu ermutigen, möglichst umsichtig und empathisch an der Geburt ihrer Kinder teilzunehmen. Dieses besondere Ereignis wird ein Leben lang in Erinnerung bleiben, genauso wie das Gefühl der Frauen, in diesem Augenblick einen unterstützenden Partner gehabt zu haben, der Halt gab und bereit war, mitzukämpfen.

Was für eine Nacht

Es war der dritte Tag mit Nachtdienst in Folge. Die beiden letzten Nächte waren anstrengend und ich hatte tagsüber maximal sechs Stunden geschlafen. Wir steckten mitten im Umzug und annähernd hundert ungepackte Kisten warteten noch immer darauf, von mir gefüllt zu werden, bevor es in der nächsten Woche endlich in die neue Wohnung gehen sollte. Ich hoffte sehr, dass der heutige Dienst etwas geruhsamer werden würde und ich mich gegebenenfalls sogar für ein Stündchen hinlegen könnte.

Dreieinhalb Stunden später in der Klinik:

Eigentlich hatte ich fast bis zum Schluss damit gerechnet, dass Frau Overbeck ihren Sohn normal zur Welt bringen würde. Sie hatte wirklich alles gegeben und stundenlang tapfer gekämpft. Dann aber versagten am Ende ihre Kräfte und das Köpfchen ihres Kindes wollte einfach nicht mehr tiefer treten. Schließlich mussten wir die Geburt doch mithilfe einer Saugglocke beenden. Ich war gerade dabei, das blutverschmutzte Gerät zu reinigen. In unserem Kreißsaal gab es nur eine dieser Apparaturen und daher musste sie nach erfolgter Benutzung möglichst schnell wieder einsatzbereit gemacht werden. Als ich mich mit meinem Putztuch zum Fußpedal des Gerätes beugte, um auch dort die Blutspritzer aus den kleinen Rillen zu entfernen, stellte ich fest, wie sehr mein Rücken schmerzte. Mein Bandscheibenvorfall machte sich trotz Krankengymnastik während der anstrengenden Dienste leider immer mal wieder bemerkbar. Ich lehnte mich mit geradem Rücken gegen die Wand, führte meine Arme über die Schultern und bewegte mein Becken so lange im Uhrzeigersinn, bis der Schmerz langsam ein wenig nachließ. „Na ja, wenigstens ein kleines bisschen besser", dachte ich und beschloss, es später noch einmal mit einem warmen Kirschkernkissen zu versuchen.

„Sie müssen ganz schnell kommen! Die Fruchtblase meiner Frau ist plötzlich geplatzt, als sie gerade auf dem Weg zur Toilette war", rief mir Herr Bartozek aufgeregt und mit flehender Stimme über den Flur zu und bat mich, nach seiner Frau zu sehen. Es war ihr erstes gemeinsames Kind. Neun Monate hatten sich die werdenden Eltern auf diesen einzigartigen Tag vorbereitet, einen mehrwöchigen Geburtsvorbereitungskurs für Paare besucht und einen Großteil der gängigen Schwangerschaftslektüre gelesen. In der Praxis stellte ich als Hebamme allerdings fest, dass selbst die intensivste Vorbereitung die Sorge und Unsicherheit in Augenblicken wie diesen nicht verhindern konnte. Es war wichtig für die Paare, sich aufgehoben und mit ihren Ängsten nicht allein zu fühlen.

„Ich komme sofort und schaue nach Ihnen. Bitte begleiten Sie Ihre Frau schon einmal zurück zu ihrem Bett." Die Wanduhr im Flur zeigte nun 1:17 Uhr.

Schnell stellte ich den Eimer mit dem Desinfektionsmittel zur Seite und wusch mir gründlich die Hände. Immerhin hatte ich den Kreißsaal schon fast fertig geputzt. Ich holte tief Luft und kreiste erneut für einige Sekunden mein Becken. „Was für eine Nacht!", stöhnte ich und stellte bei einem flüchtigen Blick in den Spiegel fest, dass ich tatsächlich etwas mitgenommen aussah. Auch mein weißer Kittel war nicht mehr strahlend weiß, sondern von der letzten Entbindung mit kleinen Blut- und Fruchtwasserflecken beschmutzt. Rasch zog ich mich um und trank einen Schluck des kalten abgestandenen Kaffees, den der Spätdienst bereits Stunden zuvor für mich frisch aufgesetzt hatte. In einem Stoßgebet wünschte ich mir die rettende Putzfee herbei, die zumindest optisch für etwas mehr Ordnung hätte sorgen können. Ich zwang mich dazu, den anhaltend stechenden Schmerz einfach zu ignorieren, obwohl er mittlerweile bis in den Oberschenkel ausstrahlte. Mit zügigen Schritten eilte ich zu den werdenden Eltern. Mein Gefühl sagte mir, dass sie wohl längst eine adäquate Betreuung vermissten.

Beim Betreten des Kreißsaals konnte ich sofort die Erleichterung von Frau Bartozeks Augen ablesen, die mein Eintreffen bei ihr bewirkte. Endlich waren sie und ihr Mann nicht mehr allein, sondern befanden sich unter fachkundiger Aufsicht. Sie atmete tief durch und ich schenkte ihr ein freundliches Lächeln.

„Ich habe gehört, dass Ihre Fruchtblase soeben gesprungen ist. Das ist doch ein echter Fortschritt. Dann schauen wir jetzt mal nach, wie es Ihrer kleinen Maus geht und wie weit Ihr Muttermund sich unter den Wehen eröffnet hat."

Ich verteilte behutsam etwas Ultraschallgel auf Frau Bartozeks Bauchdecke und vergewisserte mich mithilfe des Schallkopfs, dass der Herzrhythmus des ungeborenen Kindes in Ordnung war. Anschließend untersuchte ich die Patientin.

„Alles wunderbar! Die Herztöne könnten nicht besser sein und der Muttermund ist schon vier Zentimeter weit geöffnet. Sie machen das super!" Erleichtert blickte Frau Bartozek zu ihrem Mann.

„Wir kontrollieren jetzt weitere dreißig Minuten die Herztöne und schauen, wie Sie mit dem Wehenschmerz zurechtkommen." Ich half der werdenden Mutter, sich ein neues Nachthemd anzuziehen, da ihres durch den Blasensprung feucht geworden war. Dann lagerte ich sie mit der Hilfe eines Kissens möglichst bequem in Seitenlage und bedeckte ihren Körper mit einem leichten Bettlaken.

„Möchten Sie vielleicht Musik hören?"

„Oh ja, sehr gerne. Haben Sie Entspannungsmusik da?"

„Und für mich, falls möglich, noch eine Tasse starken Kaffee?" Herr Bartozek lächelte mich schelmisch an.

Ich kramte eine CD von Enya heraus und legte sie in den Rekorder.

„Na klar, ich besorge Ihnen einen Kaffee. Den haben Sie sich auch wirklich verdient." Nach einem kurzen Kontrollblick auf die Aufzeichnung der Herztöne verschwand ich aus dem Kreißsaal.

Auf meinem Weg in die Hebammenküche lugte ich durch die Tür des Nachbarkreißsaals, die einen Spaltbreit geöffnet war. Frau Tautz erwartete das zweite Kind. Der eigentliche Entbindungstermin lag schon vier Tage zurück. Ihr Frauenarzt hatte sie am gestrigen Tag in unsere Klinik eingewiesen, da die Ergebnisse seiner letzten Untersuchungen eine mangelhafte Versorgung des Kindes vermuten ließen. Um das ungeborene Kind keiner Gefahr auszusetzen, hatten wir entschieden, Frau Tautz stationär bei uns aufzunehmen und ihre Geburt medikamentös einzuleiten.

Seit einigen Stunden verspürte sie leichte eigene Wehen. Da die Herztöne des Kindes aber auch in der Klinik nicht durchweg zufriedenstellend waren, hatten wir uns entschlossen, die Patientin unabhängig vom frühen Stadium der Geburt vorsichtshalber im Kreißsaal zu belassen, um sie besser überwachen zu können. Im Augenblick schien sie über die leichten Kontraktionen ihrer Gebärmutter einfach hinwegzuschlafen. Die Herztöne ihres Babys waren rhythmisch und boten mir aktuell keinen Anlass zur Sorge.

Ich wollte gerade den Kaffee für Herrn Bartozek besorgen, da erinnerte ich mich an die elende Plörre zurück, die ich erst kurz zuvor selbst eher hinuntergespült als mit Genuss getrunken hatte. „Mist, jetzt muss ich auch noch neuen Kaffee aufsetzen."

Es gab viele Gründe dafür, Nachtdienste im Kreißsaal verfluchen zu können. Jedenfalls immer dann, wenn so viel los war wie heute. In den Nächten arbeitete man bei uns als Hebamme grundsätzlich allein. Eine zweite Kollegin befand sich zwar immer in telefonischer Rufbereitschaft, doch die persönliche Hürde, sie aus ihrem wohlverdienten Schlaf in den Kreißsaal zu ordern, lag in der Regel sehr hoch. Wenn die Hebamme des Bereitschaftsdienstes auch für den Folgetag fest im Dienstplan stand, so wie in diesem Fall Michaela, brachte man einen derartigen Weckanruf noch schwerer über das Herz. In Momenten wie diesem fühlte ich mich unvollkommen und spürte den inneren Druck und eine gewisse Traurigkeit darüber, meiner Aufgabe der liebevollen und verantwortungsbewussten Begleitung nicht ausreichend gerecht zu werden. Außerdem verfluchte ich umso mehr die lästige Putzarbeit, weil sie mir Zeit für wichtigere Dinge raubte.

Während der frische Kaffee durch die Maschine lief, informierte ich die Stationsschwester, dass sie in einer Viertelstunde die entbundene Patientin, Frau Overbeck, übernehmen könne. Anschließend schaute ich im Ruhezimmer noch einmal nach ihr. Sie hatte ihr Neugeborenes bereits gestillt. Der kleine Junge lag fertig angezogen und schlafend auf dem Bauch seiner Mutter. Sein Köpfchen sah durch den Einsatz der Saugglocke immer noch etwas lädiert aus und so verabreichte ich ihm drei Globuli eines homöopathischen Mittels, damit sich die Verformung und die bläuliche Färbung möglichst schnell zurückbilden konnten. Der süßliche Geschmack schien ihm zu gefallen, denn er begann genüsslich zu schmatzen.

Obwohl in den letzten Stunden auch diese Familie deutlich zu kurz gekommen war, hatte ich es zumindest geschafft, die jungen Eltern mit einem Abendessen zu versorgen. Ich überprüfte die Vitalzeichen von Frau Overbeck und stellte sicher, dass sich ihre Gebärmutter gut zurückgebildet hatte. Der frischgebackene Vater war im Besuchersessel eingenickt und schnarchte unbeirrt selig weiter vor sich hin. Schließlich legte ich den kleinen Jungen für den Transport zur Station in sein Kinderbettchen.

„Ich hoffe, dass die Kinderkrankenschwestern und Stillberaterinnen der Station meine lückenhafte Betreuung in den nächsten

Tagen wieder etwas wettmachen können. Sie werden Sie sicherlich gut beraten und Sie beim Stillen unterstützen. Achten Sie auf jeden Fall darauf, dass Sie Ihr Kind zunächst nicht auf die empfindliche Stelle des Köpfchens legen."

Frau Overbeck nickte und signalisierte darüber hinaus, dass sie meine mangelnde Fürsorge nicht persönlich nahm. Wir verabschiedeten uns und ich versprach ihr, sie in den kommenden Tagen auf der Wochenstation noch einmal zu besuchen.

Ich wollte gerade den frischen Kaffee für Herrn Bartozek holen, als ich aus dem Hebammenzimmer den Klingelton des Kreißsaaltelefons vernahm. Ich hoffte sehr, dass es sich dabei nur um den Rückruf von Schwester Andrea handelte, die eventuell noch Rückfragen zur geplanten Verlegung von Frau Overbeck hatte.

„Ja, bitte?" Mir war bereits beim Blick auf das Telefondisplay aufgefallen, dass es nicht die Nummer der Station, sondern die der Krankenhauspforte war.

„Es ist eine Schwangere auf dem Weg zu Ihnen nach oben. Sie pustet schon recht ordentlich und müsste gleich eintreffen. Ist wohl nicht ihr erstes Kind."

Oh Mann, das konnte doch echt nicht wahr sein. Ich wusste schon jetzt nicht, wie ich alles organisieren sollte. Schnell entnahm ich der Kaffeekanne eine Tasse des heißen Getränks und brachte sie Herrn Bartozek, bevor ich es später im Stress womöglich wieder vergessen würde. Im Kreißsaal nebenan schaute ich erneut nach den Herztönen und war froh, dass ich keine Auffälligkeiten erkennen konnte.

Nur noch ein Entbindungsraum war für die neue Patientin frei. Schnell spannte ich ein frisches Laken über das bislang unbezogene Bett und bereitete den Raum für die offenbar zeitnah eintretende Geburt der angekündigten Patientin vor. Wenig später klingelte es an der Eingangstür des Kreißsaals. Schwester Andrea war gekommen, um Frau Overbeck zu verlegen. In nicht allzu weiter Ferne erkannte ich auch die neue Patientin, die sich uns zielstrebig näherte. Sie hatte sich in die Armbeuge ihres Ehemannes eingehakt und zwang ihn förmlich mit in die Knie, wenn sie immer wieder kurz stehen blieb und sich vor Schmerzen krümmte.

„Andrea, kannst du die Verlegung bitte allein übernehmen? Es ist bei der Mutter und auch beim Kind alles soweit in Ordnung. Der Kleine wurde auch schon gestillt. Ich melde mich später und berichte dir genauer. Jetzt muss ich schnell weitermachen, wie du siehst, bevor das Kind noch draußen auf dem Flur zur Welt kommt."

Umgehend unterstützte ich den leicht überfordert wirkenden Ehemann dabei, seine Frau in unsere Abteilung zu führen. Endlich hatten sie die „Sicherheitszone" erreicht. Ich konnte deutlich wahrnehmen, wie sich die Gesichtszüge des werdenden Vaters entspannten. Die Patientin stöhnte und vermittelte unmissverständlich, dass sie während der Wehe bereits Pressdrang verspürte. Mein einziges Ziel war es daher, irgendeine Liege zu erreichen, um dem Ereignis dieser Geburt den noch möglichen würdigen Rahmen zu bieten. Ich steuerte den nächsten freien Raum an. Das Aufnahmezimmer lag etwas vor den Entbindungsräumen und diente normalerweise nur der formellen Patientenaufnahme. Hier wurden die neuen Patientinnen in das Computersystem eingegeben und die ersten Untersuchungen durchgeführt. Wirklich gemütlich war der Raum nicht und sicherlich ebenso kein Aushängeschild für moderne Krankenhausarchitektur. Doch bis in den Kreißsaal würden wir es nicht schaffen, das spürte ich.

„Die Wehen haben erst vor einer knappen Stunde eingesetzt und meine Frau wollte unbedingt noch zu Hause duschen. Es ist unser drittes Kind. Sie glauben gar nicht, wie froh ich darüber bin, dass wir es überhaupt hierhergeschafft haben."

Ich stellte mich kurz vor, warf einen flüchtigen Blick in den

Mutterpass und half Frau Jänisch dabei, auf die Liege zu kommen. Bei meiner Untersuchung sah ich bereits den braunen Haarflaum des Kindes zwischen ihren Oberschenkeln. Ich schaffte es gerade noch, der sterilen Verpackung auch den zweiten Handschuh zu entnehmen, bevor die nächste kräftige Wehe begann. Frau Jänisch presste das erste Mal aktiv mit.

2:01 Uhr. Das kleine Mädchen war geboren. Schreiend lag es mit rosiger Hautfarbe auf der Einmalunterlage. „Puh, das ging schnell!"

Ich hatte bislang weder die Zeit gefunden, um das für die Geburt eigentlich vorgesehene Nabelbesteck bereitzulegen, noch die diensthabende Ärztin zu informieren. Ich holte ein Päckchen mit den notwendigen medizinischen Instrumenten und entnahm ihm zwei sterile Klemmen zum Komprimieren der Nabelgefäße. Danach durchtrennte der Vater die Nabelschnur seines Kindes. Er stand immer noch etwas neben sich. Auch wenn er durch die anderen beiden Geburten fast selbst schon ein Fachmann war, hatte ihn seine Frau mit ihrem Auftritt im Zeitraffer ganz offenbar überfordert. Ich holte den Anruf bei der Gynäkologin nach und informierte sie über die Blitzgeburt, die sie leider verpasst hatte. Sie kam umgehend und ihr leicht zerzaustes Haar verriet, dass zumindest sie ein wenig hatte schlafen können. Nachdem sie sich bei Familie Jänisch vorgestellt und sie zu ihrem schnellen Baby beglückwünscht hatte, warteten wir alle gemeinsam auf die Nachgeburt, die es ähnlich eilig hatte wie zuvor das Kind.

Ich nutzte jetzt, da sich die Gelegenheit bot, die Chance und bat meine Kollegin um einen Gefallen: „Hättest du etwas Zeit, mir zur Hand zu gehen? Ich habe die Patientin noch nicht einmal ins Computersystem aufnehmen können. Es ging alles viel zu flott." Flehend sah ich sie an und war erleichtert, als sie zustimmend nickte. „Es wäre super, wenn du als Erstes die Kleine untersuchen könntest. Ich würde in dieser Zeit gerne in den beiden anderen Räumen nachschauen, ob dort weiterhin alles in Ordnung ist."

Ich war froh über die gute Teamarbeit, die unsere geburtshilfliche Abteilung auszeichnete. Hierarchien waren hier kaum spürbar und nahezu jeder Arzt war dazu bereit, im Ernstfall Tätigkeiten zu übernehmen, die nicht unmittelbar in die eigene Zuständigkeit fielen. Umgekehrt konnte das ärztliche Personal genauso auf unsere Hilfe zählen, wenn die Dienste ungewohnt anstrengend waren.

Ich wickelte das Neugeborene in ein vorgewärmtes Handtuch und half noch kurz dabei, Frau Jänisch von der recht unbequemen Untersuchungsliege in ein weiches, sauberes Bett zu legen. Plötzlich verspürte ich einen leichten Kopfschmerz. Zudem stellte ich fest, dass meine Kontaktlinsen durch die klimatisierte Krankenhausluft ganz trocken geworden waren. Ich sah alles etwas unscharf, wie von einem milchigen Schleier überzogen. Ich löste eine halbe Brausetablette Aspirin in einem Wasserglas auf, trank einen großen Schluck und versuchte dann die Linsen möglichst schonend aus meinen Augen zu entfernen. Das brennende Gefühl ließ nach und die Brille fühlte sich nun deutlich angenehmer an.

Gierig biss ich in den letzten Schokoriegel der geöffneten Pralinenschachtel. „Mist, wieder nur Zartbitter." Das war immer die Sorte, die ganz bis zum Schluss übrig blieb und schließlich nur in einem Anflug hungriger Verzweiflung ihren Abnehmer fand. Immerhin erfüllte die Schokolade ihren Zweck, ließ gefühlt meinen Blutzuckerspiegel kurzfristig in die Höhe schnellen und half, dem sich spürbar anbahnenden Leistungstief entgegenzuwirken.

Aus dem hinteren Kreißsaal von Frau Tautz hörte ich die regelmäßigen kindlichen Herztöne. Sie lag immer noch mit geschlossenen Augen auf der linken Seite. Das Kind war innerhalb der letzten halben Stunde sehr ruhig gewesen. Um sicherzugehen, dass es sich wirklich nur um eine kindliche Schlafphase und nicht um eine durch Stress verursachte Einschränkung handelte, nahm ich einen kleinen Weckversuch des Kindes vor. Ich bewegte mit meinen Händen den Bauch hin und her und versuchte das Kind durch diese kleine „Karussellfahrt" aus der Reserve zu locken. Jedoch änderte dieses Vorgehen nur wenig an den Herztönen.

„Stimmt etwas nicht mit der Kleinen?" Frau Tautz sah mich besorgt an und schien direkt hellwach zu sein.

„Keine Sorge. Sie ist nur momentan extrem ruhig. Wir passen auf, dass ihr nichts passiert. Ganz bestimmt."

Ich bat die Patientin, etwas Flüssigkeit zu sich zu nehmen. Noch war die Situation nicht bedrohlich und trotzdem erforderte sie nun eine intensive Beobachtung. Ich setzte mich einige Minuten an Frau Tautz' Bett und beschloss, da sich die Herztöne ihres Kindes glücklicherweise nicht weiter verschlechterten, mich doch erst einmal weiter um Frau Bartozek zu kümmern.

Bei ihrem Kind waren die Herztöne konstant gut. Auch ihre Wehen waren erfreulich regelmäßig und wurden von dem Wehenschreiber in dreiminütigen Abständen als harmonische Hügel auf dem Papier aufgezeichnet.

„Wie kommen Sie zurecht?" Eine sich anbahnende Wehe verhinderte, dass die Patientin antworten konnte, und ließ in diesem Moment lediglich ein angestrengtes Stöhnen ihrerseits zu.

„So, geschafft! Eigentlich noch ganz gut."

„Kann ich Ihnen denn etwas Gutes tun, vielleicht ein Entspannungsbad einlassen?"

„Oh, ja. Ich glaube, das wäre eine ziemlich gute Idee. Ist etwas Ruhe in den Kreißsaal eingekehrt?"

„Na ja, von Ruhe kann keine Rede sein, aber jetzt sind Sie erst einmal an der Reihe."

Ich ließ das warme Wasser in die Badewanne ein und erlöste Frau Bartozek von ihren Bauchgurten, die ich zur Befestigung der

Schallköpfe benötigt hatte. Danach füllte ich die kleine Aromalampe, die auf dem Umlauf der Badewanne stand, mit einem wohlriechenden Sandelholzduft und half der Patientin dabei, in die Badewanne zu steigen.

„Ich schlage vor, Sie versuchen die Wehen hier möglichst entspannt zu veratmen und ich untersuche Sie dann spätestens in einer Stunde. Es wird sicherlich gut weitergegangen sein."

Obwohl ich das Paar nicht schon wieder allein und unbeaufsichtigt lassen wollte, musste ich doch kurz nach Frau Jänisch und ihrem Neugeborenen sehen. Ebenfalls wollte ich zu Frau Tautz, um die Herztöne ihres Kindes zu beurteilen. Leider aber hatten sich die Herztöne nicht verbessert. Bei genauer Betrachtung der aktuellen Aufzeichnung, zeigten sich vielmehr in den letzten beiden Wehen Abweichungen der Herzfrequenz nach unten. Ich lief besorgt zur Ärztin, die sich noch bei Frau Jänisch befand und gerade damit fertig geworden war, für mich das Neugeborene zu vermessen und mit einer Pampers zu versehen. Das kleine Mädchen lag nun zufrieden im Arm seiner Mutter.

„Könntest du bitte einmal nach den Herztönen im Kreißsaal von Frau Tautz schauen? Sie gefallen mir im Augenblick gar nicht. Es wäre toll, wenn du dich ein bisschen neben ihr Bett setzen würdest und ich in dieser Zeit schon ein paar meiner liegengebliebenen Aufgaben erledigen könnte. Vor allem müsste ich etwas mit meiner Dokumentation weiterkommen."

Meine Kollegin stimmte zu. Ich war froh über ihre Anwesenheit, genauso wie über die von Herrn Bartozek und Herrn Jänisch. Gemeinsam schafften sie es, zumindest teilweise meine unvollkommene Betreuung zu kompensieren. Da es sich bei den beiden Ehemännern um sehr feinfühlige Exemplare handelte, die ihre Frauen liebevoll unterstützten, wurde mein schlechtes Gewissen etwas erleichtert. Trotzdem hätte ich mich einfach gerne mehr gekümmert.

Ich half nun zunächst Frau Jänisch dabei, ihre Tochter anzulegen, und war froh, dass es auf Anhieb klappte. Anschließend setzte ich mich mit dem Stapel Papierkram, den ich bearbeiten musste, an den kleinen Schreibtisch des Kreißsaals der Bartozeks. Von diesem Arbeitsplatz aus konnte ich mit ihnen sprechen, während ich den Geburtsbericht der letzten Entbindung vervollständigte und die dazugehörigen Geburtsdokumente sortierte. Ich wollte dem Paar vermitteln, dass es nicht mehr allein war und ich sie und ihr Kind im Blick behielt. Ich genoss die ruhige Atmosphäre, während die Patientin sich in der Badewanne entspannte. Doch schon bald ließ Frau Bartozek eine erhebliche Steigerung ihrer Wehenintensität erkennen und ich spürte, dass ich mich ein wenig beeilen müsste.

3:35 Uhr! In knapp zweieinhalb Stunden würde der Frühdienst eintreffen. Müde war ich noch nicht, aber langsam meldete sich mein Hungergefühl zurück. Mein Magen rumorte und ich hoffte, dass es niemand bemerkt hatte. Aus meinem einstigen Vorhaben, mir mit der Nachtschwester der Wochenstation eine Pizza zu bestellen, war leider nichts mehr geworden.

Frau Bartozek wurde immer unruhiger und kniff sich während der Wehen in den eigenen Oberschenkel, wahrscheinlich, um so vom eigentlichen Wehenschmerz abzulenken. „Ich schaue jetzt mal nach. Ich habe das Gefühl, dass es sehr gut weitergeht." Vorsichtig tastete ich nach Frau Bartozeks Muttermund. „Prima, sieben Zentimeter schon. Möchten Sie noch etwas in der Badewanne bleiben oder lieber in eine aufrechte Position wechseln?"

„Ich denke, ich gehe lieber raus und setze mich auf den Pezziball. Ich merke auch ein wenig meinen Kreislauf."

Die Entscheidung war mir nicht unrecht, denn sie gab mir mehr Flexibilität. Ich konnte so mit weniger Risiko den Raum verlassen, um nach den anderen Patientinnen zu sehen, und müsste im Fall von Komplikationen die Schwangere nicht erst aus dem Wasser holen. Ich half Frau Bartozek beim Ausstieg aus der Wanne und beim Anziehen ihres Nachthemds. Als ich gerade dabei war, die Schallköpfe für die Ableitung der Herztöne an ihrem Bauch zu befestigen, vernahm ich das laute Rufen aus dem Nachbarkreißsaal.

„Hey, Miriam, komm ganz schnell zu Frau Tautz!"

Ich eilte aus dem Zimmer. Beim Betreten des anderen Kreißsaals erkannte ich erschrocken, dass sich die Herztöne von Frau Tautz' Kind deutlich verschlechtert hatten. Die Fruchtblase der Patientin war gesprungen und grünliches Fruchtwasser lief ihre Beine hinunter. Das war ein weiteres alarmierendes Zeichen, denn es gab ebenfalls Hinweis auf eine akute Stresssituation des Kindes. In Belastungssituationen setzen Kinder häufig Stuhlgang ab, der dann die Farbe des Fruchwassers verändert.

„Wie weit ist der Muttermund? Hast du schon untersucht?"

„Erst knapp zwei Zentimeter", antwortete die Ärztin und legte dabei ihre Stirn in Sorgenfalten.

Wir verständigten uns mit Blicken, denn uns war wichtig, dass die Patientin selbst möglichst ruhig blieb und gleichmäßig atmete. Dies war wichtig, um die Sauerstoffversorgung ihres Kindes nicht noch zusätzlich zu gefährden. Ich hängte Frau Tautz eine Infusion an und suchte die aktuellen Blutwerte heraus, die wir für den angestrebten Kaiserschnitt benötigten. Im Anschluss informierte die Ärztin unsere Patientin ruhig und einfühlsam über die Notwendigkeit einer operativen Entbindung. Frau Tautz war selbstverständlich nicht erfreut, nahm die Entscheidung aber dennoch mit Verständnis auf. Sie benachrichtigte ihren Ehemann, wir zeitgleich den Hintergrunddienst, der aus Oberarzt, Anästhesie- und OP-Team bestand und sich für solche Situationen stets bereithielt.

Nun war tatsächlich der Moment erreicht, in dem ich ohne Unbehagen meine Kollegin Michaela aus dem Bett klingeln durfte. Es war für jeden zweifelsfrei nachvollziehbar, dass die zeitgleiche

Betreuung eines Kaiserschnitts und einer spontanen Entbindung wie bei Frau Bartozek nicht möglich war. Zumal der OP-Saal nicht auf der gleichen Kliniketage wie der Kreißsaal lag.

Ich fuhr mit meinen Vorbereitungen für den Kaiserschnitt fort, rasierte die Patientin im späteren Operationsgebiet, versorgte sie mit Dauerkatheter und OP-Hemd und überprüfte anschließend die technischen Funktionen der Reanimationseinheit, die wir stets als mobile Einheit vom Kreißsaal mit in den OP-Saal nahmen.

Bereits zwanzig Minuten nach unserer Entscheidung für den Kaiserschnitt begrüßte ich um 4:10 Uhr Michaela und auch den Ehemann von Frau Tautz im Kreißsaal. Erleichterung breitete sich in mir aus, denn nun konnte ich die Verantwortung für zumindest eine Patientin an meine Kollegin abgeben. Ich freute mich, dass Michaela mir selbst sehr symphatisch war und ich sie guten Gewissens Frau Tautz als ihre weiterbetreuende Hebamme vorstellen konnte. Die meisten Frauen finden es schade, wenn während ihrer Geburt die Hebamme wechselt, doch leider lässt sich das, wie auch in diesem Fall, nicht immer vermeiden. Ich versicherte der Patientin, dass alles gutgehen und ich in Gedanken bei ihr sein würde.

Dann schaute ich kurz bei Familie Jänisch vorbei. Hier war weiterhin alles in bester Ordnung. Ich war froh, dass ich mich nun scheinbar für die restliche Zeit meines Dienstes in Ruhe meinen Aufgaben widmen konnte. Ich wollte zumindest den Endspurt der Geburt der Bartozeks so begleiten, wie sie es tatsächlich verdient hatten. Ihre unkomplizierte Art hatte mir meine Arbeit in dieser Nacht ungemein erleichtert. Sie waren mir kein einziges Mal mit Vorwürfen begegnet, was ich ihnen hoch anrechnete. Ich hatte sie wider Willen vernachlässigt, doch sie beide fanden einen Weg, mit dieser Situation umzugehen und sie selbstständig zu kompensieren. Sie stützten sich gegenseitig, motivierten einander und blendeten die Unruhe der Umgebung für sich aus. Zum

Glück war bei ihrer Geburt bisher alles komplikationslos verlaufen und ich hoffte, dass es auch so bliebe.

Den Papierkram hatte ich noch keineswegs fertig, doch ich beschloss, alles nicht unbedingt Notwendige erst einmal zugunsten der werdenden Eltern liegenzulassen. Schreiben konnte ich auch nach meinem Dienst. Jetzt wollte ich mich kümmern, für die beiden da sein und ihnen etwas meiner Dankbarkeit zurückgeben.

„Wir haben ein sehr schönes Massageöl. Soll ich Ihrem Mann zeigen, wie er bei Ihnen eine Kreuzbeinmassage durchführen könnte?" Frau Bartozek nahm dieses Angebot gerne an. Während ihr Ehemann hinter ihr auf einem Stuhl Platz fand und mit kreisenden Bewegungen gegen ihren Wehenschmerz arbeitete, saß ich vor ihr und gab ihr bei Bedarf meinen Halt. Sie kreiste rhythmisch das Becken und stützte sich dabei auf meinen Schultern ab. Der Druck der Massage schien ihr gutzutun.

Ich fühlte mich befreit, jetzt, da ich nicht mehr zwischen den verschiedenen Kreißsälen umherspringen musste und mich auch gedanklich auf nur eine Geburt konzentrieren konnte. Lediglich ein einziges Mal verließ ich noch den Raum, um Frau Jänisch für die Verlegung zur Station vorzubereiten. Die Putzarbeiten hatte sie mir ja weitestgehend durch ihre Sturzgeburt in der Aufnahme erspart.

Um 6:02 Uhr, zwei Minuten nach Eintreffen des Frühdienstes, entband Frau Bartozek schließlich einen wunderschönen gesunden Jungen. Auch die Endphase ihrer Geburt war ohne jegliche Zwischenfälle verlaufen. Meine Kollegin war mittlerweile aus dem OP-Saal zurückgekehrt und Frau Tautz Mutter einer gesunden Tochter geworden. Das kleine Mädchen war erstaunlich fit und man merkte ihm erfreulicherweise nichts mehr von den Belastungen der letzten Stunden an.

Ich roch den frischen Kaffee, als ich nach der Entbindung von Frau Bartozek für die dienstliche Übergabe die Hebammenküche aufsuchte. Mittlerweile war es 6:30 Uhr. Elisa, die Kollegin der Frühschicht, hatte bereits damit begonnen, das Chaos zu beseitigen, welches die Nacht trotz meiner erfolgten Aufräum- und Putzarbeiten hinterlassen hatte.

„Komm, setz dich erst mal. Michaela ist auch gleich so weit. Sie schaut gerade noch einmal nach ihrer Patientin, Frau Tautz. Sie kann ja bald schon auf die Station verlegt werden. Ich übernehme gleich Frau Bartozek. Dann kannst du endlich in Ruhe schreiben."

Mein Blick war nur noch auf die Brötchen gerichtet, die Elisa auf dem Weg in die Klinik netterweise für uns alle besorgt hatte. Ich spürte einen Bärenhunger und wusste, dass er sich nicht mehr länger unterdrücken ließ. Ganz in Ruhe frühstückte ich und fühlte die Müdigkeit, die mich allmählich überkam. Ich erledigte meinen Schreibkram und erschrak, als das klingelnde Kreißsaaltelefon mich aus meinen Gedanken riss.

Von der Telefonzentrale wurde uns eine junge Schwangere mit Blasensprung angekündigt. Erleichtert schaute ich auf die Uhr. Ich hatte jetzt seit fast zwei Stunden Dienstschluss. Diese Aufnahme fiel definitiv nicht mehr in meine Zuständigkeit. Genauso wenig, wie die geplante Einleitung einer jungen Patientin mit Schwangerschaftsdiabetes, die wir für 8:30 Uhr in den Kreißsaal einbestellt hatten. Ich freute mich nur noch auf mein Bett und einen erholsamen Schlaf. Diesen würde ich brauchen, um auch den letzten Nachtdienst dieses Monats überstehen zu können. Ich wünschte mir, dass er ruhiger würde. Doch es war immer noch Vollmond, und wie die meisten Hebammen glaubte auch ich ein wenig an den Mythos, dass in dieser Zeit besonders viele Kinder das Licht der Welt erblicken.

„Wow, Hebamme, das ist wirklich ein Traumberuf!"

Wenn ich anderen Menschen meinen Beruf nenne, reagieren sie ähnlich. Ihre Einstellung ihm gegenüber empfinde ich durchweg als sehr positiv. So erfahre ich auch regelmäßig ein großes Interesse und eine Neugierde für die Geschichten, die ich in der Ausübung meiner Tätigkeit erlebe. Sie erzählen oftmals von einzigartigen, berührenden Momenten, von menschlicher Nähe, aber auch von kuriosen und humorvollen Augenblicken. Da viele Menschen die Eintönigkeit ihres Berufsalltags beklagen, begeistert sie, wie vielseitig und spannend sich die Arbeit einer Hebamme für sie darstellt.

Es ist keine neue Erkenntnis, dass die berufliche Zufriedenheit auch von der Wertschätzung der eigenen Arbeit durch andere abhängig ist. Ich habe mich schon häufig gefragt, in welchem anderen Beruf man eventuell eine vergleichbare Dankbarkeit spüren kann, wie sie die Hebamme nach einer gelungenen Geburt erfährt. In welcher Tätigkeit ist das Erfolgserlebnis genauso überwältigend? Eine Hebamme merkt tagtäglich, wie sehr sie gebraucht wird und wie wichtig sie für die Schwangeren und jungen Mütter ist. Wahrscheinlich sind es wohl nur eine Handvoll Berufe, die ebenso erfüllend wahrgenommen werden.

Aus diesen Gründen kann ich auch heute noch bestätigen, dass mein Beruf, rein unter dem Aspekt der inhaltlichen Zufriedenheit, tatsächlich einen solchen Traumberuf darstellt. Er wird niemals langweilig und bietet immer wieder unvergleichlich schöne und bleibende Momente. Doch leider weist er auch Missstände auf, die wesentlicher Änderungen bedürfen, damit er weiterhin eine Perspektive hat. Bereits heute führen Hebammen ihren Beruf nur wenige Jahre aus und orientieren sich später noch einmal um. Diese Entscheidung treffen sie allerdings häufig gegen ihr Herz.

Als ich im Oktober 1998, drei Monate nach meinem Abitur, meine Ausbildung begann, war ich unglaublich froh, einen der wenigen begehrten Ausbildungsplätze ergattert zu haben. Ich spürte maßgeblich die Leidenschaft für meinen Beruf und hatte kaum einen Blick für sei-

ne negativen Facetten. Viele davon spielten für mich damals auch nur eine untergeordnete Rolle. Ich war jung, ungebunden und mit meinem voraussichtlichen Gehalt zufrieden. Schließlich hatte ich auch keine Vorstellung davon, wie kostspielig ein Leben später noch werden sollte.

Mit veränderten Lebensumständen aber bewertete ich einige Dinge anders, da sie plötzlich eine stärkere Gewichtung in meinem Leben erhielten.

Während ich insbesondere dem Schichtdienst in jungen Jahren noch Positives abgewinnen konnte – nicht zuletzt, da ich in der Gestaltung meiner Freizeit und Organisation von Terminen ohne Kinder deutlich flexibler war –, wurden mir später zunehmend die vielen Nachteile dieses Arbeitszeitmodells bewusst. Früher genoss ich es sehr, auch unter der Woche gelegentlich ausschlafen zu dürfen, doch als Mutter von drei Kindern wünschte ich mir dann, meinen Beruf im Krankenhaus in einem Zeitfenster ausführen zu können, das mit den Betreuungszeiten der Kita und Schule konform war. Wochenend- und Feiertagsdienste stellten nun nicht nur eine organisatorische Herausforderung dar, sondern bedeuteten, dass uns allen wertvolle Familienzeit verloren ging. Außerdem hätte die Fortführung meiner Kliniktätigkeit einen enormen zusätzlichen Einsatz meines Ehemannes erfordert, den er aus beruflichen Gründen nicht hätte leisten können. Die unvermeidbare Mehrarbeit, die sich allein dadurch erklärte, dass sich Babys nicht an Dienstzeiten halten, wie auch die schwer planbaren Bereitschaftsdienste erschienen mir mit meiner Mutterrolle nicht vereinbar zu sein.

Zusätzlich zu allen planerischen Herausforderungen darf man den psychischen Druck nicht verachten, der zwangsläufig entsteht, wenn man für zwei unterschiedliche Systeme Verantwortung trägt, die einem jedoch beide sehr am Herzen liegen. Dieser vorprogrammierte innere Konflikt bestärkte meine Zweifel weiter. Ich stellte mir vor, wie es sich anfühlen mochte, im Kreißsaal gebraucht zu werden und gleichzeitig zu wissen, dass zu Hause hungrige Kinder auf das Mittagessen warte-

ten oder vom Kindergarten abgeholt werden mussten. Dieser Gedanke erzeugte in mir Stress und ein Gefühl der Zerrissenheit. Geburtshilfe ist eben keine Akte. Sie lässt sich nicht einfach unterbrechen, aufschieben oder ohne ein schlechtes Gewissen an eine Kollegin abgeben.

Die Unregelmäßigkeit der Arbeitszeiten war für mich der ausschlaggebende, aber nicht alleinige Grund dafür, aus der Kliniktätigkeit für einige Jahre auszusteigen und ausschließlich freiberuflich zu arbeiten. Auch nahmen mit zunehmendem Alter meine eigenen Ansprüche etwas zu. Es stimmte mich nun missmutig, wie schwierig es schien, mit dem Beruf als angestellte Hebamme ein Gehalt zu erzielen, welches das gegenwärtige Leben finanzieren konnte und zeitgleich ausreichende Rücklagen für das Alter ermöglichte.

Heute findet der Hebammenberuf mit all seinen Schwierigkeiten regelmäßig Beachtung in den Medien. Junge Menschen, die sich vorstellen könnten, ihn auszuüben, werden entsprechend im Vorfeld ihrer Entscheidung auch für die Nachteile dieses Berufes sensibilisiert und sehen letztendlich häufig doch davon ab, ihn zu erlernen. So sind in den vergangenen zehn Jahren die Bewerberzahlen um mehr als fünfzig Prozent zurückgegangen.

Die Vorstellung der inhaltlichen Aufgaben einer Hebamme ist in der Bevölkerung meist trotz zunehmender Thematisierung dieses Berufs beschränkt und konzentriert sich dennoch auf seine positiven Gesichtspunkte. Die Begleitung schwieriger Schwangerschaften und Geburten, von kranken Kindern oder gar Totgeburten sowie Familien aus sozialen Brennpunkten wird oftmals nicht gesehen. Auch die körperliche Belastung und der Verschleiß als eine Folge des Schichtdienstes und der Schwere der Arbeit sind vielen Menschen nicht bewusst. Ich selbst aber kenne heute kaum eine Kollegin, die noch frei von orthopädischen Einschränkungen ist. Fast jede von ihnen leidet unter verschlissenen Kniegelenken, Schulterarthrosen oder einem Bandscheibenvorfall, so wie ich. Es ist eine Errungenschaft für die werdenden Mütter, dass sie frei wählen dürfen, in welcher Gebärposition sie ihr

Kind entbinden, doch für die Hebamme, die im Jahr eine Vielzahl von Geburten begleitet, heißt das auch, teilweise stundenlang in äußerst unbequemen Positionen zu verbringen, was mit steigendem Alter immer schwerer fällt. Durch den Mangel an Nachwuchshebammen verschärfen sich die Probleme der berufstätigen Hebammen immer weiter. Viele Kliniken sind mittlerweile gezwungen, wegen des anhaltenden Personalmangels ihre Kreißsäle zu schließen oder die anfallende geburtshilfliche Arbeit auf die Schultern weniger Hebammen zu verteilen. Diese fühlen sich dann nicht nur körperlich stark belastet, sondern müssen sich zusätzlich damit arrangieren, ihre Patientinnen nur mangelhaft, entgegen ihren berufsethischen Ansprüchen zu betreuen. Die daraus resultierende Dramatik für die Schwangeren erschließt sich von selbst. In vielen Regionen Deutschlands steigen die Geburtenzahlen wieder deutlich an, sodass sich die Situation immer weiter zuspitzt.

Einige der beschriebenen Probleme betreffen auch die freiberufliche Hebammentätigkeit. Jedoch sind sie in diesem Bereich häufig noch abgeschwächt. Freiberuflich zu arbeiten bietet selbstverständlich ein höheres Maß an Flexibilität, aber ebenfalls kein Arbeiten zu festgelegten Zeiten. Die Verdienstmöglichkeit durch die selbstständige Arbeit ist ohne Frage höher, allerdings minimieren hier die erheblichen Kosten der Berufshaftpflichtversicherung die tatsächlichen Erträge. Betrug der Satz für die Versicherung einer Hebamme mit Geburtshilfe im Jahr 2010 noch 2.370 Euro, so lag er 2020 bereits bei 9.098 Euro jährlich. Die Gebühren sind deutlich günstiger für Verträge, die die Ausübung der eigentlichen Geburtshilfe ausschließen und lediglich die Beratung, Vor- und Nachsorge sowie Kursangebote absichern. Dennoch ist eine solche weniger umfangreiche Versicherung mit den Jahren ebenfalls erheblich teurer geworden. Auch im Bereich der freiberuflichen Hebammentätigkeit fehlt es mittlerweile massiv an Personal. In einigen Regionen Deutschlands ist die Lage bisweilen dramatisch, so wie in Hamburg, wo bis zu fünfzig Prozent der Frauen auf die Hilfe einer Hebamme vor und nach der Geburt komplett verzichten müssen. Bereits umgehend nach Bekanntwerden einer Schwangerschaft sollten sich Frauen heute schon um eine Nachsorgehebamme bemühen, um später im Wochenbett versorgt zu werden.

Im Januar 2020 wurde im neuen Hebammengesetz die Überführung der Hebammenausbildung an die Hochschulen beschlossen. Durch diesen Schritt war Deutschland als letzter EU-Mitgliedstaat den Empfehlungen der WHO gefolgt. Die Akademisierung verschafft dem Beruf sicherlich eine gewisse Aufwertung und verbessert für Hebammen die Aussicht auf eine angemessene Bezahlung. Außerdem haben Absolventen und Absolventinnen des neuen dualen Studiengangs nun die Möglichkeit, sich auf gleichwertige Stellen in anderen EU-Ländern zu bewerben. Der deutsche Hebammenverband macht sich weiterhin für einen Haftungsfond stark, der die immensen Kosten für die Haftpflichtversicherung auf mehrere Schultern verteilen soll. Allerdings gibt es noch keinen Plan für die konkrete Umsetzung und daher ist mit einer zeitnahen Änderung kaum zu rechnen.

Hebammen leisten eine wichtige, verantwortungsvolle und anstrengende Arbeit. Sie absolvieren eine anspruchsvolle Ausbildung und zeigen ein hohes Maß an körperlichem und leidenschaftlichem Einsatz. Sie werden mehr denn je gebraucht und von immer mehr Schwangeren schmerzlich vermisst. Der Hebammenberuf bietet ein großes Potenzial, berufliche Zufriedenheit zu erfahren, denn er lässt an einem der bedeutsamsten und schönsten Momente im Leben teilhaben.

Es wird daher Zeit, dass dieser Beruf wieder zu einem wirklichen Traumberuf wird. Das kann nur geschehen, indem wir Hebammen eine adäquate Bezahlung erfahren und sich Gesellschaft wie Politik intensiv darum bemühen, Schwachstellen im System zu beheben.

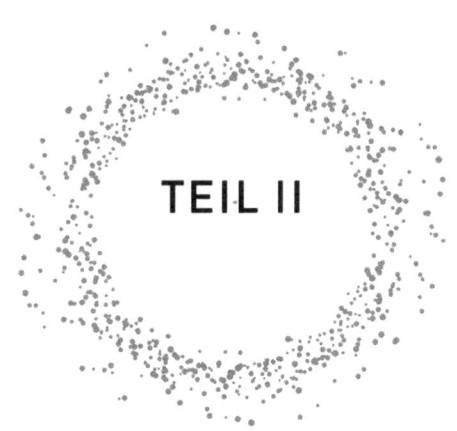

TEIL II

Liebe meines Lebens

Sanft streichelte sie über die Wange ihres Ehemannes und zog mit dem Kamm einen geraden Scheitel in sein schneeweißes Haar. „Jetzt werde ich dich noch rasieren, damit du besonders gut aussiehst für deinen Besuch am Nachmittag. Unsere Tochter hat sich für heute angekündigt, mein Schatz." Liebevoll verteilte sie den Rasierschaum auf der Haut seines Gesichts und entfernte mit dem Rasierer die kurzen Bartstoppeln von der noch erstaunlich glatten Haut.

Jeden Tag kam Frau Engels auf die Palliativstation, um ihren Mann, der nun schon seit fast zwei Wochen Patient dort war, zu besuchen und ihm Gesellschaft zu leisten. Sie wachte täglich von frühmorgens bis in die tiefen Abendstunden an seinem Bett und überließ dabei nur äußerst ungern seine Pflege einer anderen Person als sich selbst.

Sie lächelte zaghaft, als ich das Zimmer betrat, um das Frühstückstablett wieder einzusammeln: „Er hat kaum etwas gegessen. Selbst das weiche Frühstücksei hat er heute verschmäht."

Sie schaute besorgt und reichte mir den nahezu unangetasteten Teller ihres Ehemannes.

„Möchten Sie nicht ein wenig davon essen?", fragte ich sie. „Sie haben doch sicherlich heute noch keine Zeit für Ihr eigenes Frühstück gefunden?" Ich war davon überzeugt, dass ich mit meiner Vermutung richtig lag.

Die alte Dame sah zunehmend erschöpft aus und schien immer häufiger zu vergessen, sich auch um ihre eigenen Bedürfnisse zu kümmern. Zwar konnte ich erkennen, dass sie sich vor jedem ihrer Besuche große Mühe gab, sich hübsch herzurichten, jedoch wurde deutlich, wie sehr die letzten Wochen körperlich an ihr gezehrt hatten.

„Nein, vielen Dank. Ich habe kaum noch Appetit. Es bereitet mir auch keinerlei Freude, allein zu essen."

Sie wandte sich wieder ihrem Mann zu und beendete die Rasur. Anschließend schüttelte sie sein Kopfkissen auf und versuchte ihn möglichst bequem darauf zu betten. Er sah sie zufrieden an und schenkte ihr ein dankbares Lächeln. Frau Engels beugte sich über sein Gesicht und küsste zärtlich seine Wange.

Wie schaffte man es, diese tiefen Gefühle füreinander über die vielen Jahre aufrechtzuerhalten? Sicherlich war es eins der größten Geschenke, einen Partner zu haben, den man ein Leben lang lieben konnte und dessen Zuneigung man sich in gleicher Weise sicher war.

Nahezu alle Patienten, mit denen ich mich an ihrem Lebensende unterhielt, hatten erkannt, dass es die geliebten Menschen und die schönen Momente mit ihnen waren, die ihrem Leben Qualität verliehen hatten. Wie schwer musste es wohl für Frau Engels sein, ihren wichtigsten Menschen bald verlieren zu müssen?

Ich verließ mit dem Tablett in meiner Hand das Zimmer und schloss leise die Tür hinter mir. Ein wenig war ich überrascht, wie sehr es mich selbst berührte, diese Zuneigung zweier Menschen zu erleben, die durch ein langes gemeinsames Leben so unvergleichlich vertraut miteinander waren.

Einige Stunden vergingen. Dann verließ auch Frau Engels das Zimmer ihres Mannes. „Ich möchte kurz nach Hause gehen, um dort nach dem Rechten zu schauen. Pünktlich zum Mittagessen werde ich aber zurück sein und dann auch meine Tochter mit in die Klinik bringen. Bitte schauen Sie doch gelegentlich bei meinem Mann vorbei. Er war heute deutlich stiller und schwächer als gestern noch. Ich sorge mich wirklich sehr um ihn."

„Möchten Sie sich, bevor Sie gehen, vielleicht kurz setzen und eine Tasse Tee mit mir trinken?"

Frau Engels zögerte und warf einen flüchtigen Blick auf ihre Armbanduhr. Schließlich nahm sie neben mir in einem der Besuchersessel Platz.

„Wie lange kennen Sie und Ihr Mann sich eigentlich?", fragte ich neugierig.

„Wir sind seit fast achtundsechzig Jahren verheiratet. Kennengelernt haben wir uns sogar bereits vor siebzig Jahren. Wir trafen uns bei einer Veranstaltung unserer Universität. Es war tatsächlich Liebe auf den ersten Blick. Auch damals war er schon ein stattlicher und gut aussehender Mann, so wie heute."

Frau Engels lächelte verschmitzt.

„Es stellte sich aber bald heraus, dass er aus einer protestantischen Familie stammte. Ich ahnte, dass dieser Umstand für mich als Tochter streng katholischer Eltern unangenehmen Ärger bedeuten könnte. Zumindest stand es außer Frage, dass eine derartige Verbindung schwierig sein würde. Doch dieser Mann mit den wunderschönen blauen Augen und dem Benehmen eines echten Gentlemans ließ mich gedanklich nicht mehr los. Zunächst verabredeten wir uns nur heimlich, doch letztendlich vertraute ich mich meiner Mutter an. Es dauerte einige Zeit, bis unsere Elternhäuser den anfänglichen Widerstand aufgaben und einsahen, dass unsere Liebe viel zu stark war, um sie noch verhindern zu können."

Mit leicht zittriger Stimme fuhr sie fort: „Wir haben immer alles gemeinsam gemacht. Wir teilten nicht nur die schönen Dinge des Lebens, sondern gaben uns ebenso in den schweren Zeiten gegenseitig Halt und Trost. Das letzte Jahr war sehr hart für uns beide. Im Sommer ist unser Sohn nach einem tapferen Kampf seinem Krebsleiden erlegen. Wir haben dieses große Unglück nur deshalb überstehen können, weil wir uns hatten. Jetzt aber muss ich bald lernen, meinen letzten Weg allein zu gehen. Ich weiß ehrlich gesagt nicht, wie mir das gelingen soll."

Ich spürte, wie sehr Frau Engels mit ihren eigenen Tränen kämpfte, und nahm behutsam ihre Hand.

„Ich finde es schön, wie sehr Sie für Ihren Mann da sind. Sie kümmern sich wirklich rührend um ihn. Denken Sie aber auch etwas an Ihre eigenen Kräfte."

Sie seufzte und senkte dabei ihren Blick.

„Ich würde ihn so gerne mit nach Hause nehmen und ihn in seiner gewohnten Umgebung versorgen. Doch in den vergangenen Wochen spürte ich immer mehr, dass ich ohne eigene Erholungsphasen körperlich einfach nicht mehr kann."

„Glauben Sie mir, er schätzt es sehr, wie liebevoll Sie für ihn da sind. Ich denke aber auch, dass es ihn erleichtern könnte, wenn Sie selbst mehr Hilfe in Anspruch nähmen. Er weiß, wie belastend die Situation für Sie ohnehin ist, und er wird feststellen, dass Sie langsam an Ihre Grenzen stoßen."

„Ich habe immer Angst, dass etwas passiert, wenn ich nicht bei ihm bin."

„Ich kann Ihre Sorge gut verstehen. Letztendlich hat er aber mehr von Ihnen, wenn Sie mit Ihren eigenen Reserven haushalten und nicht irgendwann ganz ausfallen. Gehen Sie für ein paar Stunden nach Hause und ruhen Sie sich mal richtig aus. Ich verspreche Ihnen, dass ich regelmäßig nach Ihrem Mann sehen werde."

Herr Engels schlief ruhig, als ich kurze Zeit darauf sein Zimmer betrat. Ich wollte es gerade wieder verlassen, da öffnete er seine Augen und forderte mich auf, neben seinem Bett Platz zu nehmen.

„Meine Frau mutet sich zu viel zu", stellte er beunruhigt fest.

„Sie möchte nur für Sie da sein. Das ist ihr sehr wichtig."

„Ich weiß. Uns beiden hat immer sehr daran gelegen, uns gegenseitig das Leben zu erleichtern. Wir hatten stets das Interesse des anderen im Blick. Vielleicht war genau das der Grund für unsere glückliche Ehe. Heute ist nur noch sie dazu in der Lage, mich zu unterstützen. Ich kann im Gegenzug kaum etwas für sie tun. Das tut verdammt weh."

Traurig schaute er auf das Hochzeitsfoto auf der Fensterbank, welches ihn als sportlichen jungen Mann zeigte. „Ich hoffe aber, dass ich ihr noch dabei helfen kann, langsam von mir loszulassen. Ich bin ihr unendlich dankbar, dass ich all die vielen Jahre der Mann an ihrer Seite sein durfte. Nun aber wäre es, denke ich, die beste Entscheidung, für meine letzten Tage in ein Hospiz zu gehen. Ich möchte, dass sie wieder zur Ruhe findet."

Ich war gerührt von dieser selbstlosen Erkenntnis und konnte an Herrn Engels' Augen ablesen, dass er wirklich meinte, was er sagte. Seine Sorgen galten nicht mehr sich selbst und seiner Situation. Ihm war es am wichtigsten, dass seine Ehefrau einen Weg fand, mit dem Abschied von ihm zurechtzukommen, und dass sie sich selbst nicht überforderte.

Ich versprach ihm, seine Überlegung, in ein Hospiz zu wechseln, dem Stationspersonal mitzuteilen. Ich selbst befand diese Idee für gut, da Herr Engels dort noch intensiver betreut werden konnte. So hatte seine Frau vielleicht die Möglichkeit, sich mit einem besseren Gewissen von ihm zu verabschieden. Ich vermutete, dass die Schwestern seine Gedanken Frau Engels auch besser vermitteln konnten als er selbst.

Er sah mich erleichtert an. Dann öffnete er die Lade seines Nachttischs und griff nach einer kleinen, rechteckigen Pappschachtel. Sie war mit einem einfachen Gummiband verschlossen.

„Könnten Sie diese eventuell für mich öffnen? Ich habe so zittrige Hände." Ich nahm die Box entgegen und entfernte vorsichtig ihren Deckel. Zum Vorschein kam ein in schwarzes Leder eingebundenes Büchlein.

„Ist das ein Tagebuch?", fragte ich interessiert.

„Nein, nicht direkt. Ich habe hier nur die schönsten Momente meines Lebens festgehalten. Einige erst nachträglich, während der letzten Tage. Fast jeder von ihnen hat mit meiner Frau zu tun. Ich wollte ihr noch gerne etwas schenken und ihr zeigen, dass sie die große Liebe meines Lebens war. Dieses Buch wird sie hoffentlich an uns erinnern, wenn ich nicht mehr da bin."

Ich war von seiner Idee, die so viel Liebe für seine Frau ausdrückte, gerührt und dachte plötzlich an mich und mein eigenes Leben. Ich war froh, dass es Menschen gab, mit denen auch ich Momente teilte, die in Erinnerung bleiben würden.

„Sie sind noch so jung. Darf ich Ihnen etwas mit auf den Weg geben?", unterbrach Herr Engels meine Gedanken. Ich nickte und erwartete gespannt, was er mir sagen wollte.

„Versuchen Sie im Alltag immer auch die kleinen schönen Augenblicke wahrzunehmen und wertzuschätzen. Beginnen Sie damit möglichst früh, denn die Erinnerung an sie wird irgendwann Ihr größter Schatz sein."

Ich sah in seine gütigen Augen und erahnte, dass dies für ihn der Schlüssel zu seinem erfüllten Leben gewesen war.

Die Brautfrisur

Frau Reher saß auf ihrem Bett. Sie hielt ihre kleine Stoffmaus fest umklammert, die mit einem lilafarbenen Röckchen bekleidet war. Sie selbst trug heute lediglich ein luftiges T-Shirt und ein Windelhöschen, denn die Sonne hatte den ganzen Vormittag über ins Zimmer geschienen und es entsprechend aufgeheizt. Frau Reher strahlte, als ich in diesem Moment den Raum betrat, und mir wurde bewusst, dass ich sie bislang immer nur fröhlich angetroffen hatte.

Schon mehrere Wochen lag sie nun bei uns auf der Palliativstation. Sie war eine sympathische, hübsche Frau Anfang vierzig. Alle Schwestern und Pfleger mochten sie, da sie sich auch durch ihre Erkrankung die Lebensfreude nicht nehmen ließ, und genau das strahlte sie aus. Frau Reher war gerade einmal dreißig Jahre alt gewesen, als bei ihr ein bösartiger Hirntumor festgestellt wurde. Aufgrund seines langsamen Wachstums hatte sie jedoch eine erstaunlich lange Zeit gut damit leben können. Seit einigen Wochen ging es ihr nun aber erheblich schlechter. Ihre linke Körperhälfte war mittlerweile in den Bewegungsabläufen stark eingeschränkt, und in etwas längeren Gesprächen zeigten sich bei der Patientin immer häufiger sprachliche Verzögerungen, stellenweise sogar geistige Verwirrtheit.

„Guten Morgen, Frau Reher", begrüßte ich sie und bekam bei ihrem Anblick unmittelbar selbst beste Laune. „Wie geht es Ihnen? Sind Sie heute etwa ausnahmsweise mal ganz allein?"

Die junge Frau war viele Jahre aktives Mitglied eines Reitsport- und Karnevalvereins gewesen und besaß daher auch heute noch einen großen und sehr gut organisierten Bekanntenkreis. Neben ihren Angehörigen wurde sie jeden Tag von zahlreichen

Freunden besucht. Alle schienen sich untereinander gut abzu-
sprechen, denn sie kamen über den gesamten Tag verteilt. Allein
traf man Frau Reher nur äußerst selten an.

Sie lachte: „Es kommt sicherlich gleich jemand vorbei."

Ich schaute mich im Zimmer um. An der Wand entdeckte ich
etliche Fotos aus unbeschwerten Tagen.

„Wer sind all die Personen auf Ihren Bildern?", fragte ich.

Das größte Foto, welches Frau Reher an der Seite eines hübschen Teenagers zeigte, war mir besonders ins Auge gefallen, da
die Ähnlichkeit der beiden Frauen unverkennbar war.

„Ist das Ihre Tochter?", erkundigte ich mich.

„Ja, das ist mein Sonnenschein." Die Patientin strahlte. Da
Frau Reher am heutigen Tag körperlich gut dabei war, überlegte
ich, wie wir unsere gemeinsame Zeit sinnvoll und angenehm nutzen konnten. Mir war aufgefallen, dass ihr Haar glanzlos wirkte
und sie sich die blonden Locken am Hinterkopf unschön platt
gelegen hatte. Ihr Aussehen konnte durchaus etwas Auffrischung
vertragen.

„Was halten Sie davon, wenn ich Ihnen beim Duschen und
Haarewaschen helfe, jetzt, da es gerade etwas ruhiger bei Ihnen
ist? Wir könnten Sie heute einmal richtig schick machen!", schlug
ich vor.

Frau Reher blickte an sich hinunter und rückte keck ihr be-
scheidenes Outfit zurecht. Sie zwinkerte mir zu und ihr Mund
verzog sich zu einem schelmischen Grinsen. „Bin ich Ihnen etwa
nicht schön genug für diesen feierlichen Ort?"

Jetzt lachten wir beide.

Die Tür öffnete sich. Ein Mann mittleren Alters betrat den
Raum und sah uns freundlich an: „Hallo, mein Schatz! Ich hoffe,
ich komme nicht ungelegen. Ich habe schon vom Flur aus mitbekommen, dass es hier drinnen bei euch anscheinend recht lustig
zugeht." Zärtlich küsste er Frau Reher auf die Stirn.

In diesem Moment erkannte ich auch ihn auf einem der Fotos wieder.

„Sind Sie der Ehemann?", fragte ich neugierig.

„Nein, leider nicht. Sie wollte mich nie heiraten und daher blieb ich bis heute nur der jahrelange Freund und Geliebte." Seine Freundin prustete und hielt sich vor Lachen den Bauch. Die beiden wirkten sehr vertraut und pflegten augenscheinlich einen humorvollen Umgang miteinander.

„Es ist noch nicht zu spät, um zu heiraten. Die Nummer des Standesamtes könnte ich sofort für Sie nachschlagen", scherzte ich. Mein Blick fiel auf die aktuelle Ausgabe einer Illustrierten, die auf dem Nachttisch lag. Die Titelseite präsentierte eine Großaufnahme von Heidi Klum und Tom Kaulitz. „Hier könnten wir uns dann eventuell einige Inspirationen für ein schönes Brautkleid und die dazu passende Frisur holen." Amüsiert zwinkerte ich ihnen zu. „Sollen wir Sie denn nun zurechtmachen oder passt es im Augenblick doch nicht mehr so gut?"

Die Patientin schaute ihren Besucher fragend an, der, ohne groß nachzudenken, mit Verständnis reagierte: „Für mich ist das kein Problem. Lasst euch bloß nicht von meiner Anwesenheit stören. Ihr könnt ganz in Ruhe all die Dinge tun, die ihr vorhattet." Schon ließ er sich in den Sessel fallen, der in der Ecke des Zimmers stand, und schnappte sich selbst die Zeitschrift.

Ich ging ins Badezimmer und suchte mir alle notwendigen Utensilien zusammen. Danach halfen wir Frau Reher gemeinsam, vom Bett aufzustehen, und stützten sie vorsichtig von beiden Seiten. Auf dem Weg zum Bad rutschte plötzlich das Windelhöschen von ihren schmalen Hüften, fiel zu Boden und entblößte ihren Po.

„Oh, wie unangenehm muss es wohl sein, wie ein kleines Kind vor dem eigenen Freund zu stehen", schoss es mir durch den Kopf. Ich war geradezu erleichtert, als Frau Reher unerwartet mit einem lauten Lachen reagierte. Ich bückte mich und sorgte dafür, dass sie schnell wieder bedeckt wurde.

Ich versuchte den peinlichen Moment zu überbrücken: „Dass es diese Dinger auch immer noch nicht in einem ansprechenden Design gibt, ist wirklich bedauerlich. Thrombosestrümpfe erhält man doch schließlich auch mit Spitze und in den unterschiedlichsten Farbvariationen. Warum wird eigentlich in diesem Bereich nicht mit etwas mehr Kreativität gearbeitet?" Doch dann merkte ich, dass der unangenehme Augenblick schon verflogen war. Wir gingen weiter Richtung Bad und Frau Reher sicherte nun währenddessen mit einer Hand den Halt ihrer Windel.

Im Badezimmer ließ uns ihr Partner wieder allein. Ich half der Patientin, auf dem Duschstuhl Platz zu nehmen, und unterstützte sie anschließend beim Waschen. Mit einem wohlriechenden Shampoo schäumte ich ihr Haar ein und pflegte es abschließend mit einer reichhaltigen Kur. Beim Eincremen ihres Körpers musste ich Frau Reher nur wenig zur Hand gehen. Strahlend saß sie vor dem Spiegel und betrachtete sich glücklich. Ich suchte ein hübsches Nachthemd für sie heraus und föhnte ihr dichtes Haar mithilfe einer Rundbürste, die es in eine schöne Form brachte.

„So eine attraktive Frau. Sie ist viel zu jung", dachte ich und verteilte einen Hauch von pfirsichfarbenem Rouge auf ihren Wangen. Ich spürte, dass diese kleine Abwechslung vom Krankenhausalltag ihr durchaus Freude bereitete.

„So, und jetzt probieren wir noch die Brautfrisuren aus der Zeitschrift aus", bat ich sie und wickelte bereits schwungvoll eine ihrer Haarsträhnen um meinen Zeigefinger. Sie überlegte kurz, willigte dann aber erfreut ein.

Motiviert flocht und drehte ich ihre Haare ein und steckte sie mit kleinen Haarnadeln zu den unterschiedlichsten Frisuren zusammen. Wir lachten und scherzten gemeinsam und verloren dabei kaum einen Gedanken an die tückische, todbringende Krankheit.

Unvermittelt erinnerte ich mich an einen Spruch, den ich einst auf einer Postkarte gelesen hatte. Er lautete: Wer lachen kann, dort, wo er hätte heulen können, bekommt wieder Lust zu leben. Genau das schaffte Frau Reher auf wundersame Weise jeden Tag. Durch ihr fröhliches Gemüt gelang es ihr, Menschen im Herzen zu berühren. Auch mir hatte sie an diesem Tag unvergesslich leichte Stunden beschert.

In der Palliativmedizin gilt der wesentliche Grundsatz, die Lebensqualität der Patienten zu verbessern, ohne beabsichtigt ihren Tod zu beschleunigen oder hinauszuzögern. Personen, die in der Sterbebegleitung tätig sind, versuchen in der Regel gemeinsam mit den Betroffenen Wege zu finden, die es ihnen ermöglichen, das Leben trotz schwerer, unheilbarer Krankheit zu bejahen. Sie laden die Menschen in ihrer letzten Lebensphase dazu ein, die ihnen verbleibende Zeit bewusst zu gestalten, und unterstützen sie, das Sterben schließlich auch als einen normalen Prozess anzunehmen.

In der Ausübung ihres Berufes stellen sie sich tagtäglich der belastenden Auseinandersetzung mit dem Tod. Sie begleiten die Kranken häufig sehr intensiv und erhalten Einblick in ihr Gefühlsleben. Aus Patienten werden so schnell liebgewonnene Menschen, von denen der Abschied auch selbst schwerfällt. Die sinnvolle Abgrenzung vom Patientenschicksal ist häufig kaum möglich.

Frau Reher war eine Patientin, die es schaffte, allein durch ihre fröhliche Art, Menschen für sich einzunehmen. Ihre ungetrübt gute Laune steckte an und brachte ihr Umfeld in den meisten Fällen dazu, ein ähnliches Verhalten zu zeigen. Trotz ihrer jahrelangen Erkrankung und den mit ihr verbundenen körperlichen Einschränkungen hatte diese noch junge Frau einen Weg gefunden, sich nicht allein ihren

Schmerzen und Sorgen hinzugeben. Sie bemühte sich vielmehr, ihr Leben weiterhin durch Freude und Ausgelassenheit zu bereichern.

Ich erlebe häufig, dass gerade in der letzten Lebensphase der Humor eine wichtige Rolle spielen kann. Er scheint sowohl dem Personal als auch der sterbenden Person als effektive Strategie zu dienen, mit den Belastungen durch Krankheit und nahenden Tod besser zurechtzukommen. Ein unbeschwerter Umgang erleichtert es beiden Seiten, miteinander im Gespräch zu bleiben.

Allerdings ist nicht jeder Mensch in gleicher Weise offen dafür, in einer Situation voller Ängste ausgelassene Stimmung überhaupt zuzulassen. Einige empfinden so etwas eher als unpassend. Daher braucht man ein hohes Maß an Einfühlungsvermögen und Fingerspitzengefühl, um das eigene Verhalten adäquat auf den jeweiligen Menschen abzustimmen. Eine begleitende Person wird eher dazu geneigt sein, dem tristen Alltag eines Patienten situativ mit Humor zu begegnen, wenn dieser gelegentlich ähnlich agiert.

Frau Reher machte es allen sehr leicht, denn sie schenkte uns immer ihr fröhliches Lächeln. Sie konnte sich nicht nur über ihre Mitmenschen, sondern genauso über sich selbst köstlich amüsieren. An einigen Tagen zeigte sich bei ihr sogar schwarzer Humor, mit dem sie sich über ihre zahlreichen krankheitsbedingten Beschwerden lustig machte. Ein Gespräch mit ihr konnte das eigene Herz mit Freude und erfrischender Leichtigkeit füllen. Sie vermittelte, dass das Leben selbst in den dunkelsten Zeiten doch immer eine schöne Seite behielt. Ihre positive Lebenseinstellung zu erleben, verdeutlichte, wie häufig man selbst die eigenen Alltagssorgen überbewertet und sich das Leben grundlos schwermacht.

Neben mir durften viele weitere Menschen in der Begleitung dieser Patientin erfahren, dass selbst Kleinigkeiten wie unser Beauty-Event ausreichen konnten, um das Leben zumindest in diesem Augenblick als wertvoll und lebenswert zu erachten. Manchmal geht es eigentlich nur darum, möglichst viele von diesen kleinen Momenten einzufangen und im Herzen zu bewahren.

Lebens-Weise

Es gab Kalbsrouladen mit Klößen und Rotkohl. Das Essen duftete heute besonders gut und sah zudem noch ziemlich appetitlich aus. Ich half dem Stationspersonal bei der Ausgabe und freute mich, den Patienten dieses ansprechende Menü servieren zu können. Gerade befand ich mich auf dem Weg zu zwei älteren Damen, die mir bisher nur aus der Übergabe durch die Krankenschwestern bekannt waren. Ich wusste daher kaum mehr über sie als die Art ihrer Erkrankung und ihr Alter. Beide Frauen waren Ende siebzig und lagen erst seit wenigen Tagen auf unserer Station. Eine der Schwestern hatte mich am heutigen Morgen darum gebeten, insbesondere Frau Sanders ein wenig zur Nahrungsaufnahme zu motivieren. Seit ihrer Einweisung in die Klinik hatte sie die Mahlzeiten nahezu unangetastet zurückgehen lassen.

Ich öffnete die Tür des Patientenzimmers.

„Hier kommt ein wirklich leckeres Mittagessen", verkündete ich mit gut gelaunter Stimme. Meine Freude wurde allerdings umgehend durch die Reaktionen der beiden Zimmerbewohnerinnen getrübt.

„Ein leckeres Mittagessen? Haben Sie etwa schon selbst davon gekostet? Diesen Krankenhausfraß kann man doch nicht mit Genuss essen." Frau Rudolph, die Patientin im ersten Bett, sah mich angewidert an.

Ihre Bettnachbarin Frau Sanders reagierte hingegen gar nicht, blieb reglos und hielt ihren Blick starr auf die Zimmerdecke gerichtet.

Ich stellte die Tabletts auf den Nachttischchen der beiden Damen ab. Dann trat ich näher an Frau Sanders heran, die wortlos in ihrem Bett verharrte. Ich wollte mich ihr vorstellen und ihr mein Anliegen erläutern.

„Hallo, Frau Sanders, mein Name ist Miriam. Ich arbeite ehrenamtlich auf dieser Station und würde Ihnen gerne beim Mittagessen behilflich sein. Ich habe von den Schwestern gehört, dass Sie in den letzten Tagen kaum noch etwas gegessen haben. Vielleicht können Sie ja versuchen, heute zumindest ein paar Löffelchen zu sich zu nehmen. Was meinen Sie?"

Langsam drehte die alte Dame ihren Kopf in meine Richtung.

„Ich mag nicht mehr essen", antwortete sie verhalten und wirkte dabei unglaublich müde. „Sie können das Tablett gerne direkt wieder mitnehmen. Die Medikamente brauche ich auch nicht mehr."

„Ich mag nicht essen und eigentlich will ich auch gar nicht weiterleben. Meine Güte, ich kann dieses Gerede langsam nicht mehr hören! Und erst recht nicht ertragen!", tönte Frau Rudolph vom Nachbarbett aus. Sie warf ihrer Zimmergenossin einen abfälligen Blick zu.

Die Situation traf mich völlig unvorbereitet. Unter den beiden Frauen herrschte deutlich spürbar eine ziemlich gereizte Atmosphäre. Ich nahm auf dem Stuhl neben Frau Sanders' Bett Platz und beschloss, das schlechte Benehmen ihrer Mitpatientin zunächst zu ignorieren.

Frau Sanders hatte Anfang des Jahres einige schwere Infekte überstanden, dann aber innerhalb kürzester Zeit körperlich stark abgebaut. Diese drastische Verschlechterung ihres Allgemeinzustands war medizinisch nicht eindeutig erklärbar. Sie war gespenstisch blass und wirkte auf mich, als habe sie mit dem Leben bereits abgeschlossen.

Ich entfernte den Deckel ihres Essens. „Schauen Sie doch einmal. Es duftet wirklich gut. Vielleicht kommt Ihr Appetit ja mit dem Essen. Zum Nachtisch gibt es später ein herrliches Mousse au Chocolat. Wir könnten allerdings auch damit beginnen, wenn Sie mögen."

Diesen kleinen Trick hatte ich schon bei anderen unwilligen Patienten ausprobiert und festgestellt, dass er erstaunlich häufig erfolgreich war. Manchmal schaffte ich es dann sogar vom Nachtisch rückwärts wieder komplett bis zur Vorspeisensuppe. Diese Patientin schien jedoch nicht besonders zugänglich für meinen gut gemeinten Vorschlag zu sein. „Ich mag nicht mehr!", antwortete sie in einem ruhigen und dennoch äußerst bestimmten Ton.

„Ich mag nicht mehr, ich mag nicht mehr. Nein, ich bin jetzt bereit, zu meinem lieben Gott zu gehen!", äffte die Bettnachbarin sie erneut nach.

Ich war irritiert von ihrem unhöflichen Verhalten, welches eher dem eines pubertären Teenagers entsprach. Daher musste ich mich zusammenreißen, um angemessen zu reagieren und nicht die Fassung zu verlieren.

„Würden Sie bitte so freundlich sein und sich wieder Ihrem Essen zuwenden? Ich versuche mich gerade zu unterhalten", entgegnete ich in der Hoffnung, einen neutralen Tonfall gewahrt zu haben. Frau Rudolph verstummte, murmelte nur noch einzelne leise Worte vor sich hin und widmete sich schließlich ihren Kalbsrouladen.

Einen Moment lang blieb es still im Raum. Dann bemühte ich mich, das Gespräch wieder aufzunehmen: „Warum mögen Sie nicht mehr? Ihre Äußerung war doch nicht nur auf dieses Essen bezogen, oder? Da ich ehrenamtlich auf dieser Station arbeite, habe ich keinen Zeitdruck. Ich könnte mich ein bisschen zu Ihnen setzen und Ihnen in Ruhe zuhören."

Frau Sanders sah mich freundlich an. „Das ist lieb von Ihnen. Sie haben übrigens sehr schöne Zähne."

Ich musste aufgrund ihres völlig unvermittelten Komplimentes schmunzeln.

Frau Sanders sprach weiter: „Ich bin einfach nur furchtbar erschöpft und lustlos." Ihre Stimme klang schwammig und ich konnte sie überhaupt nur verstehen, indem ich mich sehr stark konzentrierte. Ich rutschte ein Stück näher an sie heran, hielt jedoch einen ausreichenden Abstand, damit sie sich nicht durch mich bedrängt fühlte.

„Ich hatte ein sehr erfülltes Leben. Durchaus mit Höhen und Tiefen, doch ich habe es stets genossen und in vollen Zügen ausgekostet. Ich bin dankbar für jeden einzelnen schönen Augenblick. Jetzt aber ist der Zeitpunkt gekommen, um Abschied zu nehmen und zu gehen … Ja, genau", sie schaute kurz zu ihrer Zimmergenossin, „zu Gott und zu meinem lieben Mann."

„Zu Gott …", raunte Frau Rudolph mürrisch, rollte mit den Augen und schüttelte verächtlich den Kopf. Sie verstummte jedoch umgehend, als ich ihr durch einen strafenden Blick signalisierte, nicht unentwegt das Gespräch zu unterbrechen. Ich nickte meiner Gesprächspartnerin aufmunternd zu und bat sie weiterzusprechen.

„Waren Sie und Ihr Mann lange verheiratet, und haben Sie gemeinsame Kinder?", fragte ich interessiert.

„Wir waren siebenundzwanzig Jahre verheiratet. Da wir uns erst spät kennengelernt haben, sind uns eigene Kinder nicht mehr vergönnt gewesen. Aber wir hatten ja uns, das genügte. Er war ein unglaublicher Schatz und hat mich zeitlebens sehr glücklich gemacht. Allein für das Geschenk unserer Liebe empfinde ich heute noch eine große Dankbarkeit. Sie war für mich so etwas wie mein persönliches Lebenselixier. Nun ist er schon drei Jahre fort und auch ich bin bereit zu gehen. Ein wenig freue ich mich sogar darauf. Ich denke, dann werden wir uns endlich wiedersehen."

Ich bemerkte, wie gelassen diese Frau ihrem Lebensende entgegensah. Für sie schien der Tod offensichtlich keine Bedrohung mehr darzustellen.

„Sie sprachen von Gott. Ihr Glaube scheint Ihnen sehr viel Kraft und Zuversicht zu geben. Waren Sie Ihr ganzes Leben über gläubig?"

Sie schloss für einen kurzen Moment die Augen und ging kurz in sich, bevor sie mir antwortete: „Es gab für mich zwei sehr nachhaltige und wegweisende Erfahrungen. Beide ereigneten sich in meiner frühen Kindheit, während des Zweiten Weltkriegs. Ich war damals noch ein kleines Mädchen. Die russischen Soldaten waren bis in unser ostpreußisches Heimatdorf vorgedrungen und beobachteten mich und meine Geschwister bei der Suche nach etwas Essbarem. Wir hatten seit Tagen nichts mehr gegessen und fühlten uns völlig ausgelaugt. Plötzlich ergriffen uns die Männer und stellten uns der Größe nach in eine Reihe. Wir mussten mit dem Gesicht auf eine Steinmauer blicken. Dann drohten sie, uns zu erschießen. Eine unbeschreibliche Angst schnürte mir förmlich die Kehle zu. Ich begann intuitiv zu beten, ganz still, nur für mich. Aus heiterem Himmel, ohne erkennbaren Grund, machten die Russen plötzlich kehrt und zogen weiter."

Die alte Dame wirkte von ihren eigenen Worten bewegt. Wahrscheinlich hatte die Erinnerung die Gefühle vergangener Zeiten erneut spürbar gemacht. Sie nahm einen tiefen Atemzug und sprach weiter: „Wenige Wochen danach befand ich mich in einem äußerst kritischen gesundheitlichen Zustand. Ich hatte durch die Hungersnot stark abgenommen und litt an einem hoch fieberhaften Infekt. Meine Kräfte verließen mich immer mehr und ich begann zu halluzinieren. Meine Mutter erzählte mir später, dass sie damals vor Sorge um mich fast umkam. Zum Glück wurde ich aber wieder ganz gesund. Als ich mich nach Jahren, als mittlerweile erwachsene Frau, an diese ernste Situation zurückerinnerte, wurde mir auf einmal bewusst, dass es Gott war, der mir das Leben gerettet hatte. Er war mir erschienen und hatte versprochen, dass alles gut werde, und er auf mich aufpassen würde. Ich spürte, dass ich ihm vertrauen konnte, schöpfte neuen Lebensmut und erholte mich für alle völlig überraschend innerhalb nur weniger Tage. Kurze Zeit später ging dann auch der Krieg zu Ende."

„Es ist immer beruhigend, sich aufgehoben und nicht allein zu fühlen", stellte ich fest.

„Ja, das ist es. Mir war ein Leben lang klar, dass ich getragen und geleitet werde. Ich habe stets auf Gott vertraut und seine schützende Hand wahrgenommen. Jetzt möchte ich mich ganz seinen Händen überlassen. Ich bin bereit für den nächsten Schritt und weiß, dass er nicht mein Ende bedeutet."

„Den ganzen Tag spricht sie von nichts anderem als davon, zu ihrem Gott zu gehen." Frau Rudolph fühlte sich erneut aus der Reserve gelockt. Giftig blickte sie zu Frau Sanders. „Nur dass Sie es wissen, es gibt diesen Gott nicht. Sonst ließe er hier wohl nicht so viele Menschen einfach verrecken. Es wird niemand auf Sie warten, auch Ihr Mann nicht."

Für mich stellte sich die Situation völlig skurril dar. Hier lagen zwei Frauen, die beide unheilbar erkrankt waren, und somit ein gemeinsames, trauriges Schicksal teilten. Sie gingen jedoch derartig unterschiedlich mit ihrer jeweiligen Situation um, dass sie nicht zu Verbündeten, sondern vielmehr zu Rivalinnen wurden, von denen allerdings eine den Kampfgeist bereits eingestellt hatte. Während Frau Rudolph ihre Verbitterung nahezu zelebrierte und ungefiltert in unangenehmer Weise ihrer Umwelt kundtat, blickte Frau Sanders dankbar auf ihr Leben zurück und war bereit, ohne Groll diese Welt zu verlassen.

Ich kann durchaus verstehen, dass man mit dem eigenen Schicksal hadert und es als ungerecht bewertet. Es ist auch verständlich, dass man selbst in einer anscheinend aussichtslosen Lage nicht dazu bereit ist, die eigene Gegenwehr aufzugeben, noch bevor man dazu schließlich gezwungen wird. Wahrscheinlich fällt es Menschen leichter, das eigene Lebensende zu akzeptieren, wenn ein bestehender Glaube Hoffnung und Zuversicht spendet. Trotzdem rechtfertigte nichts das schlechte Benehmen von Frau Rudolph. Es war mir unbegreiflich, wie man derartig böse sein konnte und den Glauben eines Menschen zerstören wollte, der diesem offensichtlich Halt gab.

„Vielleicht ist es für alle besser, wenn Sie Ihre Meinung für sich behielten", forderte ich sie auf.

Ich bewunderte Frau Sanders dafür, wie sie mit den Angriffen umging. Sie blieb völlig ruhig und schaffte es, die Seitenhiebe einfach zu überhören. Dadurch wirkte sie auf mich beneidenswert aufgeräumt und fast schon ein wenig *weise*.

„Ich hatte ein unglaublich schönes Leben, einen tollen Mann und eine wunderbare Familie. Meine Eltern waren herzensgute Menschen. Ich ging mit ihnen und meinen Geschwistern zeitlebens durch dick und dünn. Als das Geld bei uns sehr knapp war und wir mit dem Notwendigsten auskommen mussten, teilte ich mir sogar mit meinen vier Schwestern fast ein Jahr lang ein Bett. Wer könnte sich das heute noch vorstellen?" Die Patientin schmunzelte. „Und wir haben es sogar genossen, denn wir erfuhren in diesem Moment unglaublich viel Geborgenheit und Nähe."

„Leben Ihre Geschwister noch?", erkundigte ich mich.

„Nein, ich war das jüngste der sieben Kinder. Mein letzter Bruder verstarb im vergangenen Jahr. Jetzt gibt es außer mir nur noch meine Nichten und Neffen und deren Familien. Sie sind alle großartige Menschen, machen sich jedoch immer viel zu viele Sorgen um mich. Dabei möchte ich das unter keinen Umständen. Sie sollen ihr eigenes Leben genießen und sich nicht ständig für eine alte Dame wie mich verantwortlich fühlen."

Wenn Menschen auf ihr Leben zurückblicken, so stelle ich fest, dass es auf sehr unterschiedliche Art und Weise geschieht. Die Bewertung des eigenen Lebens orientiert sich dabei nicht nur an objektiven Fakten, sondern ist genauso eine Charakterfrage.

Frau Sanders hatte den Zweiten Weltkrieg bewusst miterlebt, war ungewollt kinderlos geblieben und musste den Verlust der ihr liebsten Menschen, ihres Ehemannes und aller Geschwister, bereits verschmerzen. Dennoch blickte sie glücklich und dankbar zurück. Sie erwartete wenig von ihren Mitmenschen, war insgesamt sehr bescheiden und ausnahmslos höflich. Dagegen bleibt anderen diese positive Sichtweise verwehrt, für das Umfeld oft wenig nachvollziehbar. Sie fokussieren sich eher auf das Negative und das spiegelt sich häufig in ihrem gesamten Wesen wider. Auch ein friedvolles Sterben scheint ihnen schwerer zu fallen.

„So ein Mist, das ist doch alles dummes Gewäsch! Tüdelidü hin, Tüdelidü her. Ich halte das einfach nicht mehr aus. Das Essen schmeckt übrigens auch ziemlich furchtbar. Wissen Sie eigentlich, wo mein Mann bleibt? Der kommt ja von Tag zu Tag später."

Ich versuchte es Frau Sanders gleichzutun, tief durchzuatmen und abzuschalten.

„Möchten Sie nicht doch etwas von dem Essen probieren? Es wird nichts an Ihrer Einstellung ändern können, aber zum Wegschmeißen ist es dennoch zu schade."

Die Patientin schaute mich freundlich an. „Mir hat es noch nie Spaß gemacht, allein zu essen. Daran könnte selbst ein größerer Appetit oder eine besonders gute Mahlzeit nichts ändern."

Plötzlich hörte ich meinen eigenen Magen grummeln und mir wurde bewusst, dass ich gar nicht gefrühstückt hatte. „Haben Sie vielleicht Lust dazu, Ihr Essen mit mir zu teilen?"

Frau Sanders lachte ungläubig. „Meinen Sie das jetzt ernst?"

Ich aber war schon aufgestanden, um mir ein zweites Besteck zu besorgen. Im Anschluss verputzten wir gemeinsam das leckere Mittagessen.

Wenige Tage später starb die nette alte Dame friedlich im Beisein ihrer Nichte, die eher zufällig vorbeigekommen war. Ich fühlte mich Frau Sanders sehr verbunden und bewunderte sie für ihre gütige Art. Sie strahlte auf mich eine gewisse Ruhe aus und vermittelte auf eine wunderbare Art, dass es nicht nötig ist, sich vor dem Tod fürchten zu müssen. Für sie gehörte er einfach zum Leben dazu. Das unterschiedliche Verhalten der beiden Frauen im direkten Vergleich zu erleben, machte mir besonders deutlich, dass es in unserer Hand liegt, den Blick auf die Dinge zu beeinflussen und entsprechend auch die Verantwortung für das eigene Glück.

Ich bin für dich da

In meinen ersten Tagen auf der Palliativstation stellte ich mir wiederholt die Frage, weshalb in den Patientenzimmern regelmäßig Töpfe mit Kaffeepulver aufgestellt wurden. Später erfuhr ich, dass man auf diese Weise versuchte, unangenehme Gerüche bestmöglich zu neutralisieren. Schlechte Gerüche konnten unterschiedlichen Ursprungs sein, von ausdünstenden Druckgeschwüren, offenen Tumorwunden, aber auch von menschlichen Ausscheidungen herrühren.

An diesem Morgen wollte ich mich gerade bei Frau Lindenberg vorstellen, die erst seit wenigen Tagen bei uns auf der Station lag. Beim Betreten ihres Zimmer stellte ich fest, dass sie nicht allein war. Am Tisch saß ein Mann mittleren Alters. Er war groß und trug sein langes rotes Haar in zotteligen Strähnen bis über die Schultern. Seine muskulösen Arme und seine Hände waren mit zahlreichen farbigen Tattoos übersät. Er saß am Tisch und wickelte eifrig losen Tabak in Papierblättchen ein. Vor ihm lagen ordentlich aufgereiht etwa zwanzig fertige Zigaretten.

Auf der Fensterbank neben ihm entdeckte ich eins der Schälchen mit Kaffeepulver, doch mir war klar, dass die Menge niemals ausreichen würde, den penetranten Nikotingeruch zu beseitigen.

Wer war dieser Mann? Irgendwie passte er für mich nicht in das Bild der sterilen Krankenhausumgebung. Noch bevor ich diesen zugegebenermaßen wertenden Gedanken weiterverfolgen konnte, schaute er von seinen Zigaretten hoch und strahlte mich dabei freundlich an. Sein breites Lächeln brachte neben zwei sympathischen Grübchen eine Reihe gelb verfärbter Zähne zum Vorschein.

„Ich wünsche Ihnen einen wunderschönen guten Morgen. Kommen Sie doch ins Zimmer", begrüßte er mich. Obwohl er mich höflich hereingebeten hatte, signalisierte sein Blick nun eine gewisse Ratlosigkeit. Er konnte mich offensichtlich nicht richtig einordnen und fragte sich wohl, was meine Anwesenheit zu bedeuten hatte. Anders als die Schwestern der Station trug ich keinen weißen Kittel, sondern gewöhnliche Freizeitkleidung. In meiner Erscheinung unterschied ich mich daher nicht von den üblichen Krankenhausbesuchern.

Ich stellte mich vor, um Klarheit zu schaffen: „Ich bin auf der Station ehrenamtlich tätig und wollte eigentlich nur nachschauen, ob Frau Lindenberg etwas Gesellschaft wünscht oder ob ich ihr noch beim Frühstück behilflich sein kann. Ich habe gar nicht erwartet, dass sie schon so früh am Morgen Besuch hat. Sind Sie ein Verwandter von ihr?"

„Ja, das kann man wohl sagen. Ich bin ihr Sohn. Ich sitze seit ihrer Einweisung vor vier Tagen täglich ab 7 Uhr an ihrer Seite. Wenn sie am Morgen wach wird, möchte ich da sein, um mich davon zu überzeugen, dass sie wenigstens eine kleine Mäuseportion des Frühstücks zu sich nimmt. Man sagt doch, in Gesellschaft schmeckt es besser, oder?"

„Oh, das nenne ich mal persönlichen Einsatz."

Die ältere Patientin lag in ihrem Bett. Sie sah klein und ausgemergelt aus und wirkte verloren unter der großen weißen Bettdecke. Sie schlief fest und ihr Atem ging ruhig und gleichmäßig. Die Station war nur zur Hälfte belegt, sodass auch dieses Zimmer zurzeit von uns als Einzelzimmer genutzt werden konnte.

Plötzlich wurde Frau Lindenberg unruhig und bewegte sich mit leichtem Stöhnen von der einen auf die andere Seite. Ihr Sohn sprang auf und trat an ihr Bett.

„Mama, ist alles in Ordnung mit dir?" Zärtlich streichelte er über das schüttere Haar seiner Mutter und nahm ihre knochige

Hand in seine. „Wir haben Besuch. Hast du vielleicht irgendeinen Wunsch? Eventuell magst du ja mal einen frischen Saft trinken. Ein paar Vitamine würden dir sicherlich nicht schaden."

Kraftlos, mit immer noch geschlossenen Augen, schüttelte Frau Lindenberg den Kopf und gab auf diesem Weg zu verstehen, dass sie keine Wünsche an mich hatte. Dann schmiegte sie ihre Wange gegen den starken Arm ihres Sohnes und schien diese körperliche Nähe sehr zu genießen.

„Vielleicht könnte die Dame doch etwas für dich tun." Er griff nach der Hand seiner Mutter, die sanft um sein Handgelenk gelegt war, und betrachtete ihre Fingernägel mit einem kritischen Blick. Die letzte Maniküre musste einige Zeit zurückliegen. Das einst leuchtende Rot war verblasst und hatte sich an einigen Stellen schon vollständig vom Nagel abgelöst.

„Können Sie so was?"

Ich war tatsächlich ein wenig überrascht, dass er als Mann den Fingernägeln seiner Mutter Beachtung schenkte.

„Ich darf selbst leider keine Fingernägel kürzen. Das ist noch nicht einmal dem Pflegepersonal dieser Station gestattet. Es könnten dabei kleine Wunden entstehen, die potenzielle Eintrittspforten für Keime wären. Es sind also eher rechtliche Gründe, warum es nicht möglich ist. Ich könnte Ihrer Mutter aber einen Termin bei der Nagelpflege der Klinik machen. Oder Sie, als ihr Verwandter, übernehmen das Kürzen und ich das anschließende Lackieren. Das mache ich gern und bin dabei wahrscheinlich auch etwas routinierter als Sie." Ich zwinkerte ihm zu und war mir sicher, dass er mir letztere Behauptung nicht übel nahm.

„Das würde dir doch ganz bestimmt gefallen, Mama. Wir machen dich heute ein wenig hübsch." Herr Lindenberg strahlte. Seine Mutter lächelte zufrieden und schmiegte sich noch etwas enger an ihren Sohn.

„Sie hat sich immer gern zurechtgemacht. Jetzt sieht sie kaum noch etwas, ist aber für eine starke Brille mit dicken Gläsern viel zu eitel." Herr Lindenberg lächelte amüsiert und sprach weiter: „Zu wissen, dass sie hübsch anzusehen im Bett liegt, würde ihr sicherlich etwas bedeuten. Ich habe ihr heute Morgen schon dabei geholfen, ihre Haare einmal ordentlich durchzukämmen."

Nagellack zählt nicht unbedingt zum Sortiment der üblichen Kosmetikartikel einer Palliativstation. Da es am heutigen Tag jedoch nur wenig für mich zu tun gab, beschloss ich, den nah gelegenen Drogeriemarkt aufzusuchen, um dort einen schönen Lack zu kaufen.

„Mögen Sie lieber Rosa oder Rot? Wir könnten aber auch mal eine ganz andere Farbe ausprobieren."

„Nein, Rosa wäre großartig! Das ist doch deine Lieblingsfarbe, Mama."

Die Patientin wirkte müde und dankbar dafür, dass ihr Sohn diese Entscheidung für sie übernahm.

Sie nickte zustimmend und ich machte mich auf den Weg.

Kurz darauf lackierte ich Frau Lindenberg die Nägel, die ihr Sohn in der Zeit meiner Abwesenheit gekürzt und mit der Feile in eine nahezu perfekte Form gebracht hatte. Ich war mit dem fertigen Ergebnis mehr als zufrieden.

„Eine sehr schöne Farbe, die direkt Lust auf den Sommer macht. Bis dahin dauert es nur leider noch ein bisschen." Ich schaute aus dem Fenster. Der März war in diesem Jahr besonders trüb und nass. Die alte Dame hatte die ganze Zeit über stillgehalten und mir den Eindruck vermittelt, als würde sie die kleine Ablenkung richtig genießen.

„Könnten Sie bitte nachschauen, ob Sie eine Wolldecke oder etwas Ähnliches für das Fußende des Bettes finden? Meine Mutter leidet nämlich unter chronischen Eisfüßen." Herr Lindenberg umschloss mit den Händen die Füße seiner Mutter und versuchte sie etwas zu wärmen. „Zu Hause hat sie häufig ein Heizkissen benutzt, das aber hier wohl nicht erlaubt ist."

Ich besorgte die gewünschte Decke und umwickelte mit ihr die kalten Füße. Er kannte seine Mutter offenbar ziemlich gut. Plötzlich tastete Frau Lindenberg nach der Schublade ihres Nachtschränkchens.

„Was möchtest du denn, Mama? Suchst du etwas? "

Sie hielt nun eine Dose in den Händen und versuchte ihren Deckel zu öffnen.

„Mein Gesicht, ich möchte es eincremen", hauchte sie leise.

„Warte, Mama, das ist die falsche." Geistesgegenwärtig konnte Herr Lindenberg noch soeben verhindern, dass seine Mutter den Inhalt der Dose auf ihrer Haut verteilte. Anders als von ihr erwartet, handelte es sich nicht um die Pflegecreme für ihr Gesicht, sondern um die Haftcreme ihrer dritten Zähne.

„Mensch, das wäre deiner heutigen Schönheit aber nicht unbedingt zugutegekommen."

Liebevoll cremte er das Gesicht seiner Mutter mit der richtigen Gesichtscreme ein.

„Sie wird jetzt wieder müde sein. Wir lassen sie besser schlafen." Und tatsächlich rollte sich Frau Lindenberg zurück auf die Seite und schlief wenig später ein. Herr Lindenberg schnappte sich eine der Zigaretten vom Tisch.

„Ich gehe eine rauchen. Danke, dass Sie mich heute so nett unterstützt haben." Er zog seine schwarze Lederjacke mit einem großen Iron-Maiden-Aufnäher an und verließ das Zimmer.

Als ich mich am Mittag auf dem Weg nach Hause befand, begegnete mir auf dem Flur ein Mann, der mir bekannt vorkam. Seine Ähnlichkeit mit Herrn Lindenberg war nicht zu übersehen. Er hatte das gleiche Lächeln und trug sein rotes Haar genauso wie er lang bis über die Schultern. Zielstrebig ging er auf Frau Lindenbergs Zimmer zu und blieb schließlich direkt vor ihrer Tür stehen.

Noch bevor er sie selbst öffnen konnte, sprang sie auch schon von innen auf. Die beiden Männer, die sich optisch so ähnelten, standen sich gegenüber und umarmten sich herzlich.

„Hey, schön, dass du da bist. Mama schläft aber noch. Sie war sehr angestrengt. Volles Programm heute. Vielleicht kannst du sie gleich füttern?" Meine Vermutung traf zu. Die beiden Männer waren offensichtlich Brüder.

Auch in der folgenden Woche traf ich Herrn Lindenberg wieder bei seiner Mutter an. Er saß an ihrem Bett und hielt ihre Hand. Ich war mir sicher, dass er dasselbe auch an den Tagen getan hatte, an denen ich nicht dort gewesen war.

„Mama, trink bitte ein bisschen." Er hielt den mit Wasser gefüllten Becher an die Lippen seiner Mutter, doch sie reagierte nicht. Ich hatte den Eindruck, dass sie noch weiter abgenommen hatte. Ihre Wangen waren eingefallen und unter ihren Augen zeichneten sich dunkle Ringe ab.

„Hat sie schon gefrühstückt?" Ich warf einen Blick auf das Frühstückstablett auf dem Nachttisch.

„Bis auf wenige Löffel Joghurt hat sie nichts angerührt. Sie wird von Tag zu Tag schwächer."

„Wie schaffen Sie es eigentlich, ständig hier zu sein? Müssen Sie nicht arbeiten und sich um Ihre eigene Familie kümmern?", fragte ich erstaunt.

„Ich habe einen erwachsenen Sohn, den ich zum Glück immer noch sehr regelmäßig sehe. Kümmern muss ich mich allerdings nicht mehr um ihn. Und von meiner Ex-Frau bin ich seit vielen Jahren glücklich geschieden." Er grinste. „Im Moment benötigt also nur noch meine Mutter dringend meine Hilfe." Sanft streichelte er über ihre Hand. „Als sie vor zwei Monaten begann, immer mehr abzubauen, habe ich beschlossen, unbezahlten Urlaub zu nehmen. Mein Bruder hat ebenfalls seine Arbeit reduziert und bemüht sich seither, seinen Tagesablauf umzustrukturieren. Zunächst hat die Versorgung unserer Mutter zu Hause auch gut geklappt. In den Nächten wechselte ich mich mit meinem Bruder ab, sodass immer einer von uns beiden bei ihr in der Wohnung schlief. Jetzt zum Schluss ging es aber schließlich doch nicht mehr ohne die Hilfe von Fachkräften."

„War es denn für Sie einfach so möglich, unbezahlten Urlaub zu bekommen?"

„Mein Chef war entgegenkommend, auch wenn er meine Entscheidung persönlich nicht wirklich nachvollziehen konnte. Aber ganz ehrlich, ich hätte es so oder so gemacht. Einen anderen Job findet man doch immer irgendwie. Die Möglichkeit, die eigene Mutter am Ende ihres Lebens zu begleiten, erhält man aber kein zweites Mal. Ich wusste direkt, dass ich mir ein entsprechendes Versäumnis niemals hätte verzeihen können."

„Und wie hat Ihr Bruder die Situation für sich gelöst?"

„Richard ist selbstständiger Malermeister. Er muss daher nicht um die Genehmigung eines Chefs bitten, sondern kann sich selbst die notwendigen Freiräume verschaffen. So ist es ihm gut möglich, sich in die Betreuung unserer Mutter mit einzubringen. Natürlich muss auch er dabei finanzielle Einschränkungen in Kauf nehmen. Aber was soll's, dann leben wir halt alle mal ein bisschen sparsamer. Meine Mutter ist auch ihr Leben lang mit sehr wenig ausgekommen. Am Ende ist es nicht das Geld, das zählt, oder?"

Ich war beeindruckt von seiner Haltung. Es war wohl eher selten, dass ein Mann seine Priorität so sehr auf die Familie legte und dabei sogar große wirtschaftliche Nachteile in Kauf nahm. Frau Lindenberg hatte wirklich großes Glück, zwei Söhne zu haben, denen es eine Herzensangelegenheit war, sie so sehr zu unterstützen.

„Ich finde es bewundernswert, dass Sie sich dazu entschieden haben, diesen mutigen Weg zu gehen."

Herr Lindenberg sah mich an und schüttelte abwehrend den Kopf. „Nein, ehrlich gesagt erachte ich es keineswegs als bewundernswert. Es ist mir ein persönliches Anliegen, mich so gut ich kann, um meine Mutter zu kümmern, und das ist für mich auch völlig selbstverständlich. Meine Mutter war ihr Leben lang für uns da und hat auf vieles verzichtet, damit es uns gutging. Sie hatte für jede unserer Sorgen ein offenes Ohr und hat geholfen, wo immer sie konnte. Ich werde sie unheimlich vermissen, wenn sie nicht mehr da ist. Das weiß ich schon jetzt. Aber bis es so weit ist, werden mein Bruder und ich sie begleiten."

Herr Lindenberg schaute mit einem liebenden Blick auf seine Mutter hinab, die eingeschlafen war, und sah dabei sehr traurig aus. Es musste ein bedrückendes Gefühl sein, die eigene Mutter so schwach und schutzbedürftig zu erleben. Eine lange Zeit war es schließlich genau umgekehrt gewesen.

Herr Lindenberg sah zu mir. „Ich finde es schön, dass es hier Menschen gibt, die bereit sind, ihre Zeit sinnvoll einzusetzen und für ein wenig Abwechslung zu sorgen. Es ist auch toll, wie freundlich und motiviert das Team der Ärzte und Krankenschwestern ist. Dennoch reicht ihre Zeit nicht aus, um jedem einzelnen Patienten die Aufmerksamkeit zu schenken, die er oder sie benötigt und verdient. Ich möchte nicht, dass meine Mutter allein ist, wenn sie Nähe braucht oder Schmerzen spürt. Ich möchte da sein, wenn sie Durst hat, den sie ohne fremde Hilfe nicht mehr löschen kann, und sie beruhigen, wenn sie wieder einen ihrer schlechten Träume hat." Er machte eine kurze Pause und blickte wieder zu seiner Mutter. „Ich glaube, es ist am Schluss ein wenig so wie am Anfang des Lebens. Unsere Bedürfnisse sind klein und auf das Wesentliche beschränkt, doch wir brauchen andere Menschen, um sie zu stillen, da wir selbst dazu nicht in der Lage sind."

Frau Lindenberg atmete plötzlich schneller. Sie schien zu träumen. Ihr Sohn beugte sich über sie, strich sanft über ihr Haar, so, wie ich es schon etliche Male zuvor beobachtet hatte, und sprach mit leiser, beruhigender Stimme zu ihr:

„Alles ist gut, Mama. Ich bin bei dir. Du bist nicht allein. Ich bleibe hier und bin für dich da!" Ihre Atmung wurde wieder gleichmäßiger und sie schlief friedlich weiter.

Viel zu früh

Überall auf der Fensterbank standen Fotos. Sie zeigten das Lachen aus vergangenen Zeiten. Ich musste zweimal hinsehen, um die Personen darauf wiederzuerkennen. Selbst als Außenstehende tat es schrecklich weh zu erleben, inwieweit sich ein junges Leben innerhalb kürzester Zeit wandeln konnte.

„Wie lange ist das her?" Ich hatte auf einem der Bilder Emilia entdeckt, die von vier freudig strahlenden, gleichaltrigen Mädchen in die Luft gehoben wurde. Sie winkte mit ihrem selbst gebastelten Doktorhut lachend in die Kamera und ihr langes blondes Haar flatterte im Wind.

„Über drei Jahre. Emilia hatte gerade ihren Abschluss als Sozialpädagogin erhalten. Ihre besten Freundinnen waren gekommen, um sie mit einer kleinen Feier zu überraschen." Frau Ebertz wandte sich wieder ihrer Tochter zu.

„Erinnerst du dich noch, Schatz?" Liebevoll strich sie sanft über ihre Stirn. „Jetzt werden wir dich erst einmal etwas frisch machen. Ich muss auch unbedingt schauen, dass ich dir neue Kleidung vorbeibringe."

Die Einnahme von Cortisonpräparaten war der Grund, dass Emilia in den letzten Monaten stark zugenommen hatte und ihre Hosen mittlerweile unangenehm an den Beinen spannten.

„Kann ich Ihnen helfen?", fragte ich.

„Vielen Dank, das ist sehr freundlich. Ich denke aber, wir kommen ganz gut zurecht. Wir sind inzwischen ein eingespieltes Team." Sie kämmte Emilias Haar und band es zu einem lockeren Pferdeschwanz zusammen. Ich verabschiedete mich, verließ Emilias Zimmer und beschloss, erst einmal andere Patienten zu besuchen.

Jeden Tag kam die Mutter, besuchte ihre Tochter, erzählte ihr von den alltäglichen Ereignissen in der Familie, fütterte sie und fuhr sie bei schönem Wetter für einen Spaziergang nach draußen. Letzteres allerdings nur, wenn Emilias Kräfte es zuließen. Nach außen wirkte Frau Ebertz stark. Doch man konnte erahnen, dass es tief in ihrem Innern anders aussah und ihr Bemühen um die Aufrechterhaltung dieser Fassade allein dem Schutz ihrer Tochter galt. Wie unglaublich schwer musste es für eine Mutter sein, ihr eigenes Kind derartig leiden zu sehen und daran selbst nicht zu zerbrechen.

Emilia war ein sehr positiver Mensch. Sie zeigte stets ein freundliches Lächeln und war trotz der traurigen Umstände immer höflich, dankbar und auf eine sehr angenehme Weise bescheiden. Ihre zahlreichen Freunde kamen regelmäßig, um sie zu besuchen. Durch sie erfuhr ich Details aus Emilias Leben und wie es in der Zeit vor ihrer Erkrankung ausgesehen hatte, als sie noch eine begnadete Hockeyspielerin und begeisterte Weltenbummlerin gewesen war. Sie berichteten, dass Emilia es stets geschafft habe, anderen Menschen Zuversicht zu schenken, und wie sehr diese Fähigkeit ihr auch in der Ausübung ihres Berufes, bei der Begleitung schwer erziehbarer Jugendlicher, weitergeholfen habe. Emilia war nie ernsthaft krank gewesen. Das änderte sich schlagartig, als sie eines Tages mit quälenden Kopfschmerzen von der Arbeit zurückkehrte, die schließlich in einer Art epileptischem Anfall gipfelten. Ihre Mutter spürte in diesem Moment sofort, dass es ernst um ihre Tochter stand, und tatsächlich stellte sich durch die anschließenden Untersuchungen heraus, dass Emilia an einem bösartigen Hirntumor litt.

Ich war gerade dabei, für einen Patienten den erbetenen warmen Kakao zuzubereiten, als ich Frau Ebertz in der Besucherecke entdeckte. Sie befand sich in einem Gespräch mit einer der Ordensschwestern, die regelmäßig die Station besuchten.

Sie sah mich vorbeigehen und sprach mich an: „Emilia schläft. Unser kleiner Spaziergang vorhin hat sie sehr angestrengt. Ich wollte eigentlich nur kurz einen Kaffee trinken, habe dann aber zufällig Schwester Magdalena getroffen." Fast schien es, als wollte sie sich mir gegenüber rechtfertigen, bevor sie ihr Gespräch weiter fortsetzte.

Schwester Magdalena war eine gute Zuhörerin und erkundigte sich nahezu täglich, ob bei den Patienten oder ihren Angehörigen Gesprächsbedarf bestand. Dabei gehörte Frau Ebertz zu denjenigen Personen, die ihr Angebot immer wieder gerne und dankbar annahmen. Für sie stellte ihr Glaube einen rettenden Anker dar, wie für viele belastete und trauernde Menschen. Er erleichterte ihr sichtlich die schwere Zeit des Abschiednehmens und den Umgang mit eigenen Gefühlen. Ich freute mich, dass sie für sich eine Möglichkeit gefunden hatte, ihre Ängste und Sorgen mit jemandem zu besprechen, dem sie vertraute.

Kurze Zeit später verabschiedete sich Emilias Mutter bei dem Stationspersonal: „Ich werde nun doch einmal nach Hause fahren. Mein Mann wartet wahrscheinlich schon mit dem Essen, oder vielmehr darauf, dass ich ihm helfe, es zuzubereiten." Sie lächelte, wenn auch eher verhalten. „Ich komme aber am Nachmittag wieder und werde Emilia dann ihre neue Kleidung mitbringen."

Kaum hatte sie die Station verlassen, meldete sich eine junge Frau im Schwesternzimmer, um ihren Besuch bei ihrer Freundin anzukündigen. Ich erkannte sie als eines der Mädchen auf Emilias Fotos wieder. Sie sah jetzt etwas älter aus und unter ihrem Mantel wölbte sich ein kleines, jedoch nicht übersehbares Baby-Bäuchlein. Während Emilias Freunde die normalen Stationen des Lebens nahmen, heirateten und begannen, eigene Familien zu gründen, war sie selbst schon am Ende ihres kurzen Lebens angelangt. Dieser Gedanke stimmte mich unendlich traurig.

Ich begleitete die junge Frau zum Zimmer von Emilia, die noch schlief. Ganz leise, ohne ein Wort zu sprechen, nahm die Freundin auf einem Stuhl neben dem Bett Platz und schenkte Emilia einen liebevollen, besorgten Blick. Dann saß sie einfach nur da und hielt ihre Hand. Eine knappe Stunde später verließ sie das Zimmer wieder und schaute noch kurz bei uns im Dienstzimmer vorbei.

„Sie schläft immer noch. Heute scheint sie wirklich extrem müde zu sein. Es tut so weh, mitzuerleben, wie sehr sie sich in der letzten Zeit verändert hat. Wissen Sie, dass wir vor sechs Wochen noch alle miteinander gefeiert haben? Emilias Patenkind, die Tochter ihres Bruders, wurde getauft und ihre Eltern haben neben der eigenen Familie auch die engsten Freunde ihrer Kinder zu diesem Fest eingeladen. Emilia war auch da schon todkrank, aber sie war noch stark genug, um am Leben teilzunehmen." Die junge Frau lehnte am Türrahmen des Büros und streichelte sanft über ihren Bauch. Sie wirkte traurig und ein Stück weit fassungslos. Es musste unerträglich sein, eine langjährige Jugendfreundin in diesem Alter beim Sterben zu begleiten.

„Ja, ihre Mutter hat erst vor wenigen Tagen von diesem schönen Familienfest gesprochen", erinnerte ich mich.

„Emilia ging es an diesem Tag recht gut. Sie trug ein wunderschönes fliederfarbenes Kleid und hatte ihr Haar zu einer eleganten Hochsteckfrisur frisiert. Ich habe ihr gerade einige Fotos der Feier auf den Nachttisch gelegt. Sie können gleich gern selbst einmal schauen, wie glücklich sie darauf noch aussieht, mit ihrer kleinen Patentochter auf dem Arm."

In der folgenden Woche besuchte ich Emilia erneut. Sie wirkte schwach und selbst unser kurzer Wortwechsel schien sie erheblich anzustrengen. An diesem Tag lernte ich auch zum ersten Mal ihren Vater kennen. Er machte einen sehr sympathischen Eindruck auf mich. Ruhig und sehr geduldig versuchte er, seine Tochter zum Essen zu motivieren.

Ich konnte allerdings von seinem Blick und der gebückten Körperhaltung deutlich die tiefe Traurigkeit ablesen, die alles überschattete. Als Emilia etwas später von den Schwestern gewaschen und versorgt werden sollte, verließ Herr Ebertz gemeinsam mit mir das Patientenzimmer, um dadurch seiner Tochter etwas Privatsphäre zu geben. Wir bedienten uns am Teewagen und nahmen nebeneinander im Aufenthaltsbereich Platz.

„Es gibt sicherlich kaum eine schmerzlichere Situation, als das eigene Kind leiden zu sehen. Die Vorstellung, sie bald zu verlieren, muss furchtbar für Sie sein. Wie stehen Sie diese schwere Zeit nur durch?", fragte ich ihn.

Ich hatte während der kurzen Gespräche mit Emilias Mutter bereits einen kleinen Eindruck von der familiären Situation erhalten. Das Verhältnis der einzelnen Familienmitglieder zueinander wirkte auf mich sehr harmonisch. Emilia hatte drei ältere Brüder, die alle in der Nähe wohnten und sowohl zu ihrer Schwester als auch untereinander einen regen Kontakt pflegten. Die Bindung zum Elternhaus war bei allen Kindern stark ausgeprägt. Aus allen bisherigen Erzählungen wurde deutlich, dass Emilia der Sonnenschein der Familie gewesen war.

„Es ist schön, eine Familie zu haben, die zusammenhält und sich gegenseitig stützt", sagte Herr Ebertz. „Sie gibt mir sehr viel Kraft in dieser schweren Zeit. Gelegentlich ist es aber anstrengend, neben dem eigenen Schmerz die Traurigkeit derjenigen auszuhalten, die man am meisten liebt. Es zerreißt mir das Herz, wie sehr alle leiden und sich oftmals auch falschen Hoffnungen hingeben."

„Was meinen Sie mit falschen Hoffnungen?"

„Am Anfang der Erkrankung, also vor fast fünf Jahren, teilten wir noch die Auffassung, dass Emilia den Krebs mit ein wenig Glück besiegen könne. Schließlich war sie immer schon eine Kämpferin gewesen, die sich niemals einfach geschlagen gab. Bereits in ihrer frühen Kindheit hatte sie sich gegen drei Brüder behaupten müssen. Auch hatte sie alle bisherigen Herausforderungen, wie das Abitur und die zahlreichen Uniprüfungen, nicht zuletzt aufgrund ihrer Disziplin und ihres Durchhaltevermögens so gut meistern können. Wir waren uns sicher, dass sie auch jetzt kämpfen würde und dass wir es gemeinsam schaffen könnten."

„Was haben die Ärzte Ihnen denn damals gesagt? Wie schätzten sie Emilias Prognose ein?"

„Sie haben uns ebenfalls Mut gemacht. Nach der ersten Operation, der anschließenden Bestrahlung und der Chemotherapie sah es auch zunächst danach aus, als habe Emilia den Feind in ihr besiegt."

„Was ist dann passiert?"

„Sie kämpfte sich Stück für Stück ins normale Leben zurück, nahm ihre berufliche Tätigkeit wieder auf und traf sich regelmäßig mit ihren Freundinnen. Emilia schaffte es, das Leben mit seinen schönen Momenten zu genießen und dabei ihre Ängste vor einem erneuten Ausbruch der Erkrankung weitestgehend zu verdrängen. Jeder anstehende Nachsorgetermin war für sie, genau wie für uns, dennoch eine ziemliche Belastungsprobe."

„Wie lange ging dann alles gut?"

„Meine Tochter erhielt im Rahmen ihrer Tätigkeit als Sozialpädagogin eines Tages das Angebot, ihre Erfahrungen durch ein 4-wöchiges Praktikum in einem indischen Kinderheim weiter auszubauen. Diese Chance wollte sie sich unter keinerlei Umständen entgehen lassen. Wir standen ihrem Vorhaben als Eltern aufgrund ihrer gesundheitlichen Vorgeschichte selbstverständlich sehr skeptisch gegenüber. Die schreckliche Diagnose lag ja schließlich erst zwei Jahre zurück. Aber wenn Emilia sich einmal etwas in den Kopf gesetzt hat, dann ..." Herr Ebertz lachte, wohlwissend, dass auch wir Emilias Charakter mittlerweile ausreichend einzuschätzen wussten.

„Sie flog damals mit einem Gefühl der Vorfreude auf eine spannende Zeit, ein fernes Land und das Kennenlernen einer völlig anderen Kultur. Die erste Woche vor Ort verlief sehr gut. Nach zehn Tagen erhielten wir aber einen Anruf von ihr aus einer Klinik in Neu-Delhi. Sie war dort wegen des Verdachts auf eine Lebensmittelvergiftung eingeliefert worden. Eine solche Erkrankung ist für europäische Touristen in asiatischen Ländern ja auch nichts wirklich Ungewöhnliches. Emilia litt unter extremer Übelkeit und musste sich fortwährend übergeben. Doch schon kurze Zeit später wurde unsere leise Vorahnung, die niemand sich getraut hatte, öffentlich auszusprechen, zu tragischer Gewissheit. Die indischen Ärzte bestätigten uns, dass der Krebs zurück sei. Emilia wurde nach Deutschland zurückgeflogen und alles fing wieder von vorne an."

„Hatten Sie als Familie trotzdem noch die Hoffnung auf ein gutes Ende?"

„Das Ausmaß des Tumors war im Vergleich zum Zeitpunkt der Erstdiagnose viel schlimmer und der Krebs auch deutlich aggressiver. Ich befürchtete schon damals, dass es dieses Mal nicht gut ausgehen würde. Meine Frau aber weigerte sich, auch nur einen einzigen Gedanken dieser Art zuzulassen. Irgendwie glaubt sie ja sogar heute noch an ein Wunder."

Herr Ebertz sah traurig aus. Er hatte bisher mit fester Stimme über den Verlauf der Erkrankung gesprochen. Jetzt verlor er etwas von seiner starken Haltung, sackte in sich zusammen und saß wie ein Häufchen Elend vor mir. Obwohl er ein gestandener, beruflich erfolgreicher Ehemann und Vater von vier Kindern war, wirkte er in diesem Moment gebrochen und selbst überaus schutzbedürftig. Ohne vorher um Erlaubnis zu bitten, nahm ich ihn in den Arm. Er legte seinen Kopf an meine Schulter und begann leise zu weinen. Die Tränen flossen und es dauerte eine ganze Weile, bis er sich aus meiner Umarmung löste und mir in die Augen sah.

„Danke, das tat sehr gut."

Er wischte sich gerade die letzten Tränen von den Wangen, als die Schwestern uns Bescheid gaben, dass sie mit der Pflege von Emilia fertig waren. Herr Ebertz kehrte mit tapferen Schritten ins Zimmer seiner Tochter zurück, richtete dabei seine Schultern aus der gebeugten Haltung auf und lächelte bewusst.

„Hey, mein Schatz. Schön siehst du aus. Soll ich dir jetzt etwas vorlesen?", fragte er und schloss die Zimmertür.

In der folgenden Woche sah ich Emilia ein letztes Mal. Sie hatte erstaunlicherweise über eine lange Zeit ihren guten Appetit beibehalten. Nun aber wollte sie nichts mehr zu sich nehmen. Ihre Atmung wirkte flach und angestrengt und ihre Gesichtszüge waren geprägt von starken Schmerzen. Emilias Mutter saß an der Seite ihrer Tochter und kühlte ihre Stirn mit einem feuchten Waschlappen. Frau Ebertz wandte sich in meine Richtung, als ich ins Zimmer trat, doch ihr Blick schien ins Leere zu gehen.

„Ich kann mir ein Leben ohne Emilia einfach nicht vorstellen. Sie ist die beste Tochter, die ich mir jemals hätte erträumen können." Ich spürte ihre Verzweiflung und meine eigene Machtlosigkeit, nichts dagegen tun zu können. Ihre Worte klangen noch lange bei mir nach und hinterließen ein bedrückendes Gefühl.

Wenige Tage später starb Emilia. Die Schwestern erzählten, dass sie kurz vor ihrem Tod sehr unruhig gewesen sei. Aber schließlich gelang es ihr doch, Frieden zu finden und geborgen, im Kreis ihrer Familie, vom Leben loszulassen.

Wenn junge Menschen sterben, ist es nicht nur eine Belastung für sie selbst und ihre Familien. Auch die Betroffenheit des Klinikpersonals empfinde ich dann, genauso wie meine eigene, als besonders stark. Es

wird in diesen Situationen erschreckend deutlich, wie schnell ein Leben vorbei sein kann, und dass einige Lebensträume manchmal unerfüllt bleiben müssen.

Das eigene Kind vorzeitig zu verlieren, ist sicherlich das Schlimmste, was Eltern erleben können. Sie fühlen sich machtlos und unendlich traurig und werden oftmals von Schuldgefühlen geplagt, in ihrer Beschützerfunktion versagt zu haben. Auch die Frage, ob ein früheres Erkennen von Symptomen, die Prognose ihres Kindes günstig hätte verändern können, drängt sich vielen von ihnen unwillkürlich auf.

Unterstützung von außen ist sowohl während der Phase des Abschiednehmens als auch nach dem Tod eines jungen Familienmitglieds für die meisten Angehörigen unerlässlich. Oft werden sie mit Gefühlen konfrontiert, die sie in einer solchen Intensität nicht kannten, die verunsichern und hoffnungslos stimmen. Häufig hilft es ihnen, Vertraute an ihrer Seite zu haben, die Verständnis zeigen, zuhören und das Gefühl geben, im eigenen Schmerz behütet und geborgen zu sein.

Eltern, die ihr Kind in der Sterbephase begleiten, vermitteln nach außen meistens eine überraschende Stärke. Innerhalb weniger Wochen eignen sie sich Fachwissen und Fertigkeiten an, für die das medizinische Personal eigentlich Jahre benötigt. Nicht selten nächtigen sie wochenlang auf unbequemen Sesseln neben ihren kranken Kindern und schaffen es dennoch, die Aufgaben ihres Alltags zu meistern. Sie mobilisieren ihre letzte Kräfte, um weiterzukämpfen und Lebensmut schenken zu können. Ihr Bestreben ist es, zu verhindern, dass ihre leidtragenden Kinder durch eigene Sorgen zusätzlich belastet werden. Ich denke, dass es umso wichtiger ist, dass Eltern in der Begleitung ihrer kranken Kinder möglichst früh ein Ventil für eigene Emotionen finden. Es gibt zu diesem Zweck Selbsthilfegruppen sowie zahlreiche psychologische und seelsorgerische Beratungsangebote. Ebenso können Gespräche mit vertrauten Personen helfen.

Herr Ebertz verfügte über ein gefestigtes soziales Umfeld, auf das er jedoch nur bedingt zurückgreifen konnte, um über seine eigenen

Sorgen zu sprechen. Er hielt innerhalb seines Familiensystems wie viele Väter die Position des starken Oberhauptes inne, die es ihm erschwerte, selbst Schwäche zu zeigen. Seine Frau hatte seit Beginn der Erkrankung ihrer Tochter Halt im christlichen Glauben gefunden. Auch Herr Ebertz spürte, wie sein seelischer Druck immer größer wurde, und suchte nach Möglichkeiten, Entlastung zu finden. Unser Gespräch zählte vielleicht dazu, denn ich spürte zumindest, dass es ihn kurzfristig ein wenig erleichtert hatte. Wahrscheinlich war es für ihn einfacher, mit mir als Außenstehender zu sprechen. Dabei musste er nicht darauf achten, durch gewisse Äußerungen neue Beunruhigung oder gar Verletzung auszulösen, wie es bei einem Familienmitglied denkbar gewesen wäre. Zudem konnte er für einen Augenblick seinen aufgestauten Gefühlen Raum geben. Ich war an diesem Tag froh, dass ich auf meine innere Stimme vertraut hatte. Ich war mir nicht sicher gewesen, ob Herr Ebertz überhaupt mit mir sprechen wollte. Sein starkes Auftreten ließ mich zunächst zögern und verunsicherte mich. Doch instinktiv hatte ich gespürt, dass es richtig war, in diesem Moment für ihn da zu sein.

Septembermorgen

Monde und Jahre vergehen und sind immer vergangen,
aber ein schöner Moment leuchtet das ganze Leben hindurch.
Franz Grillparzer

„Noch ein Herz, Mama!" Erwartungsvoll sah mich mein Sohn
mit leuchtenden Augen durch das Fenster an. Wie an jedem
Morgen hauchte ich gegen die Fensterscheibe des Kindergartens
und malte ihm mit dem Zeigefinger ein geschwungenes Herz auf
die beschlagene Stelle.

„Und jetzt noch einen lachenden Smiley." Aufgeregt zappelte
er nun auf der Fensterbank herum. Sein Freund hatte ihn bereits zum gemeinsamen Spielen in die Gruppe gerufen, doch ihn
schien dieser vertraute Augenblick bei mir zu halten. Ich erfüllte
ihm seinen Wunsch und winkte ihm lachend zu.

„Ich liebe dich, mein Schatz. Bis heute Nachmittag." Wir
warfen uns einige Luftküsschen zu, während ich rückwärts zum
Parkplatz zurücklief. Als ich um die Ecke bog, verlor ich sein
glückliches Kindergesicht aus den Augen.

Jetzt war ich auf dem Weg zum Krankenhaus, hielt aber noch
kurz an der Tankstelle an, um mir einen Kaffee zu kaufen. Jedes Mal
überkam mich ein Gefühl der Erleichterung, wenn alle drei Kinder
fertig angezogen, Tornister und Kindergartentasche gepackt waren
und schließlich für einige Stunden etwas Ruhe einkehrte. Ich spürte dann förmlich, wie mein Puls herunterfuhr und mein Körper die
Stille in sich aufnahm. Doch nur selten blieb mir die Zeit für ein
entspanntes Frühstück. Umso mehr genoss ich nun meinen dop-
pelten Cappuccino mit reichlich aufgeschäumter Milch.

Das Autoradio lief und der Wetterbericht versprach noch einige schöne Spätsommertage. Es sollte erfreulicherweise wieder über zwanzig Grad warm werden. Ich kurbelte das Fenster herunter. Die Luft war wunderschön und roch nach dem nahenden Herbst. Auch die Blätter der Bäume begannen sich langsam bunt zu färben und der Wind blies einzelne von ihnen bereits von den prächtigen Laubkronen.

Mit einem Mal dachte ich an die Menschen, die ich gleich besuchen würde, und fragte mich, ob ich alle Patienten der letzten Woche noch antreffen würde. Wie gingen sie wohl damit um, zu wissen, dass es ihr letzter Herbst sein sollte? Konnten sie in ihrer Situation überhaupt ein Auge auf die schönen Dinge des Lebens haben oder dominierten bei ihnen zu sehr die Gefühle von Trauer und Angst? Wie würde es mir an ihrer Stelle ergehen?

Während ich nach Antworten suchte, erinnerte ich mich an die Verabschiedung im Kindergarten zurück. Unser kleines gemeinsames Ritual schien sich in seiner Wirkung nicht abzunutzen, sondern hinterließ jeden Morgen aufs Neue einen Glanz in den Augen meines Sohnes und in mir ein unbeschreibliches Glücksgefühl. Ich spürte, wie viel diesem kleinen Menschen meine Liebe bedeutete und wie dankbar ich selbst dafür war, dass es ihn gab. Die Gewissheit, dass wir uns schon am Nachmittag wiedersehen konnten, ermöglichte es uns, ohne Schmerz auseinanderzugehen.

Wie aber fühlten die Menschen, denen bewusst war, dass ihnen kaum noch Zeit mit ihrer Familie blieb und die sich nicht sicher waren, ob es eine nächste Begegnung mit ihr überhaupt geben würde?

Seit ich in der Sterbebegleitung tätig bin, interessiert es mich zu erfahren, was die Menschen an ihrem Lebensende am meisten bewegt. Durch Gespräche mit ihnen habe ich erkannt, wie viele Chancen das Leben dem Einzelnen bietet, die ungenutzt einfach verstreichen. Auch wird zahlreichen erlebten Momenten wohl erst im Angesicht des Todes ihre wahre Bedeutung beigemessen, und somit häufig viel zu spät. Ich begreife immer mehr, wie wichtig es ist, achtsam mit sich selbst und für die schönen Augenblicke zu sein. Für Menschen in der letzten Lebensphase stellen Erinnerungen an positive Erlebnisse häufig die einzige Möglichkeit dar, die eigenen Ängste zeitweise zu verdrängen.

Ich parkte mein Auto und nahm auf meinem Weg zur Klinik einige tiefe Atemzüge der klaren Herbstluft. Auf der Palliativstation angekommen, erblickte ich umgehend die sympathische Dame, mit der ich mich in der letzten Woche sehr angeregt unterhalten hatte. Frau Heine saß in eine Wolldecke eingewickelt auf dem Balkon der Abteilung und las in der vor ihr ausgebreiteten Zeitung. Augenblicklich schaute sie zu mir auf und lächelte mich freundlich an.

„Darf ich mich zu Ihnen setzen, Frau Heine?"

„Oh, sehr gerne. Ich freue mich, Sie wiederzusehen. Ist es heute nicht herrlich hier draußen? Ein wenig frisch, aber diese Luft ..."

Ich schmunzelte innerlich, da ich selbst sehr ähnlich empfunden hatte. Frau Heine sah hübsch aus. Anders als in der vergangenen Woche trug sie heute ihre Perücke. Auch die farbenfrohe Bluse sowie ihr dezent rosafarbener Lippenstift ließen sie deutlich jünger erscheinen. Lediglich die kleine Magensonde in ihrer Nase gab noch einen Hinweis auf eine Erkrankung.

Sie hatte mir bei unserem Kennenlernen berichtet, dass sie vor zwei Jahren an Eierstockkrebs erkrankt war. Er war spät erkannt worden, da er lange Zeit symptomlos blieb. Nach einer aufwendigen Operation schien diese tückische Krankheit zunächst besiegt, bis sie ein Jahr später überraschend zurückkehrte. In diesem Stadium hatte der Krebs weitere Organe, wie auch Frau Heines Dünndarm befallen. Ein Darmverschluss war der Grund, dass für die Patientin seither eine Nahrungsaufnahme nur noch über die Sonde möglich war.

„Gut sehen Sie aus, richtig erholt." Anerkennend zwinkerte ich Frau Heine zu und setzte mich auf den freien Stuhl neben sie.

Sie lachte und strich ihr kinnlanges Haar zurecht: „Was man nicht alles so tut für die Männerwelt."

Bei meinem vorherigen Besuch hatte ich auch den Ehemann der Patientin, einen rüstigen, äußerst charmanten Mittsiebziger kennengelernt. Mir war damals direkt aufgefallen, wie liebevoll die Eheleute miteinander umgingen, denn sie hatten sich während unseres gesamten Gesprächs an den Händen gehalten. Stolz erzählten sie mir, dass sie seit fünfundvierzig Jahren glücklich verheiratet und Eltern von zwei erwachsenen Söhnen waren.

Ich dachte plötzlich an die handgeschriebene To-do-Liste von Frau Heine. Sorgsam hatte sie für ihren Mann all die Dinge aufgelistet, die er in den kommenden Tagen erledigen sollte. Am Rand hatte sie kenntlich gemacht, was davon für sie besonders dringend war. In absehbarer Zeit würde ihr Mann die Aufgaben des Alltags zwangsläufig allein bewerkstelligen müssen. Diese Sorge beschäftigte sicherlich nicht nur Frau Heine, sondern wahrscheinlich auch Herrn Heine selbst.

Ich hatte häufig erlebt, wie organisiert Frauen vorgingen, wenn sie von ihrem nahenden Tod erfuhren. Sie mochten anscheinend kein Chaos hinterlassen und das Gefühl, alles Wichtige geregelt zu haben, schien sie zu beruhigen. Besonders wahrscheinlich war dieses Verhalten, wenn ihre Männer noch der alten Generation angehörten und die Angelegenheiten des Haushalts gerne aus ihrem Zuständigkeitsbereich ausklammerten. Herr Heine erweckte jedoch den Eindruck, eine Ausnahme darzustellen und über ausreichende Selbstorganisation zu verfügen.

Am heutigen Tag unterhielt ich mich mit Frau Heine über unsere Familien, vor allem über unsere Kinder. Sie erzählte aus dem Leben ihrer erwachsenen Söhne und wir tauschten uns über unsere Einstellungen zur Kindererziehung aus.

Ich empfinde es stets als Bereicherung für mein eigenes Leben, mich mit Menschen zu unterhalten, die mir selbst etwas an Lebenserfahrung voraushaben. In vielen solcher Gespräche stelle ich beiläufig fest, dass Eltern ihre Kinder, unabhängig von ihrem Alter, zeitlebens als schutzbedürftig ansehen. Sie machen sich nicht nur fortwährend Gedanken um sie, sondern geben auch die Verantwortung für ihr Glück nie vollständig ab.

Es war ein schönes Gespräch. Frau Heine wirkte aufgeräumt, in sich ruhend und fast glücklich. Ich war mir unsicher, ob es richtig war, die Fragen zu stellen, die mir durch den Kopf schwirrten. Dennoch entschied ich mich, meinem Bauchgefühl zu folgen und es einfach zu tun.

„Haben Sie eigentlich Angst vor dem Tod? Wie kommen Sie damit zurecht, die Menschen, die Sie lieben, bald verlassen zu müssen? Ich bewundere, wie entspannt Sie trotz der belastenden Umstände wirken. Ich weiß nicht, ob ich eine derartige Ruhe ausstrahlen könnte, wenn ich in Ihrer Situation wäre."

Es folgte ein kurzer Augenblick des Schweigens. Dann antwortete Frau Heine mir:

„Eigentlich habe ich keine Angst. Ich hätte mir sicherlich gewünscht, noch eine längere Zeit auf dieser Welt verweilen zu dürfen. Wir hatten alle die Hoffnung, den Krebs mit vereinten Kräften besiegen zu können. Nun, da ich weiß, dass mir nicht mehr viel Zeit bleiben wird, vertraue ich darauf, wenigstens noch einige schöne Momente erleben zu dürfen. In zwei Tagen werde ich erst einmal wieder nach Hause gehen, darauf freue ich mich. Ich hoffe sehr, dass ich zumindest ohne Schmerzen sterben kann, wenn die Zeit für mich gekommen ist."

„Gibt es Dinge, die Sie bereuen, in Ihrem Leben versäumt zu haben?"

„Enkel hätte ich wirklich gerne gehabt, aber das ist wegen des Alters meiner Söhne und ihrer Partnerinnen gar nicht mehr möglich. Ich bin aber dankbar für mein erfülltes Leben und dafür, Teil einer Familie zu sein, in der alle füreinander da sind. Keine Enkel zu haben hat für mich in meiner Situation den Vorteil, dass ich mich nicht auch noch von ihnen schmerzlich verabschieden muss."

„Wie möchten Sie denn die Zeit nutzen, die Ihnen bleibt? Haben Sie konkrete Pläne?"

Unser Gespräch entwickelte sich ein wenig wie ein Interview. Ich fragte viel, wobei Frau Heine bereitwillig antwortete. Sie ging lebhaft auf meine Fragen ein und wirkte keineswegs abweisend.

„Ich werde versuchen, meine letzten Wochen mit Leben zu füllen und sie mit denjenigen Menschen zu teilen, die ich liebe. Ich hoffe, dass es mir gelingen wird, meine Familie bestmöglich auf meinen Tod vorzubereiten. Nur so wird es auch mir möglich sein, selbst loszulassen."

Diese Aussage erinnerte mich an eine Kursstunde meines Vorbereitungskurses für die ehrenamtliche Sterbebegleitung. Die Leiterin des Seminars hatte damals berichtet, wie wichtig es für einen sterbenden Menschen sei, dass seine Angehörigen ihn irgendwann auch gehen ließen. Nur so erst könne ein friedvolles Sterben, ohne erschwerende Sorgen um die Hinterbliebenen, möglich werden, erklärte sie. Auch wurde mir in diesem Moment wieder die Rolle einer ewig sorgetragenden Mutter bewusst. Selbst im Angesicht des eigenen Todes schienen sich Mütter weniger Gedanken um sich, als um ihre Familie zu machen, und wie diese mit ihrem Tod zurechtkommen würde.

Plötzlich stand Besuch für Frau Heine in der Balkontür. Ihr Ehemann hielt einen Strauß gelber Sonnenblumen in den Händen und lachte sie an. „Schön, dich hier in der Sonne sitzen zu sehen. Heute ist so ein wunderbarer Tag! Lass uns ihn nutzen und die herrliche Luft bei einem Spaziergang durch den Park genießen."

Frau Heine stand auf, verabschiedete sich von mir und ergriff die Chance, die Freude über den Augenblick zuzulassen. Vielleicht würde er irgendwann als eine wertvolle Erinnerung für ihren Ehemann erhalten bleiben.

Das Sommerfest

In jedem Kind liegt eine wunderbare Tiefe.

Robert Schumann

Unser Weg zum Spielplatz führte uns an dem kleinen Dorffriedhof vorbei. Mein jüngster Sohn verlangsamte seinen Gang, denn er hatte in der Ferne die vielen kleinen Grabkreuze entdeckt.

„Mama, was ist das? Warum stehen dort diese Kreuze?", wollte er neugierig wissen.

Wir waren schon etliche Male diesen Weg gegangen, doch bislang hatte es ihn ausschließlich interessiert, möglichst schnell und als Erster die Piratenschaukel des Spielplatzes zu erreichen.

„Das ist ein Friedhof, mein Schatz."

Am Wegesrand stand eine alte Holzbank. Ich setzte mich und nahm meinen fünfjährigen Sohn auf den Schoß. „Weißt du, wenn Menschen sterben, bekommen sie eine eigene Ruhestätte. Sie werden in einen Sarg gelegt, wie in ein Bett, so wie du es aus dem Märchen von Schneewittchen kennst. Dann wird dieser Sarg auf dem Friedhof begraben. Die Familie und die Freunde können immer herkommen, um sich dem verstorbenen Menschen nahe zu fühlen, ihm aus ihrem Leben zu berichten oder ein Gebet zu sprechen. Auf jedem dieser Kreuze steht der Name und wann die Person geboren und gestorben ist."

Mein Sohn hörte ruhig und aufmerksam zu und ich konnte seiner Mimik entnehmen, dass ihm währenddessen etliche Fragen durch den Kopf gingen.

Plötzlich schaute er mich ängstlich an.

„Liegen die Menschen denn wirklich unter der Erde begraben, so wie der kleine Vogel in unserem Garten? Dort ist es doch furchtbar dunkel und sie bekommen auch gar keine Luft."

Ich spürte, wie schwer es würde, die düsteren Bilder im Kopf dieses kleinen Menschen beiseitezuschieben und seine Fragen für ihn verständlich zu beantworten. Wir hatten bereits einige Male über den Tod gesprochen, allerdings eher beiläufig und oberflächlich. Das ernste Thema schien für ein Kind seines Alters noch zu abstrakt zu sein, um es in seinen Einzelheiten erfassen zu können.

„Nach dem Tod brauchen wir keine Luft mehr, denn alle Organe im Körper haben zu diesem Zeitpunkt aufgehört zu arbeiten. Genauso war es auch bei dem kleinen Vogel, den wir unter dem Kirschbaum gefunden haben. Bei einer Beerdigung wird nur der Körper begraben. Er hat keine Funktion mehr und wird daher überflüssig. Die Seele aber verlässt ihn und geht an einen wunderschönen Ort zum lieben Gott, wo es immer hell und warm ist. Vor der Dunkelheit brauchen wir uns also gar nicht zu fürchten, da unsere Augen sie nicht mehr sehen werden."

„Was ist denn die Seele?", fragte er und fuhr, ohne meine Antwort abzuwarten, weiter fort: „Ich möchte aber auch gar nicht sterben, und wenn es doch passiert, dann will ich auf jeden Fall neben dir liegen."

Kinder stellen tiefgründige Fragen häufig so unerwartet, dass den Erwachsenen nur wenig Zeit bleibt, über eine angemessene und zugleich zufriedenstellende Antwort nachzudenken. Ich hatte mit meinen beiden älteren Kindern in der Vergangenheit schon etwas ausführlichere Gespräche über den Tod geführt und auch dabei festgestellt, dass es für vieles keine eindeutigen und kindgerechten Erklärungen gab. Umso herausfordernder war es, Worte zu finden, die beruhigen konnten und nicht weiter verunsicherten.

Wenn meine Kinder mich auf den Tod ansprachen, war es auch immer der Moment, mich mit meinem eigenen Glauben auseinanderzusetzen und mit der Frage, inwieweit ich mir selbst ein Leben danach vorstellen konnte. Da die Perspektive, dass man weiterlebt, mit Sicherheit tröstlich wirkt, wollte ich das meinen Kindern gegenüber unter keinen Umständen in Zweifel ziehen. Ich vermied es daher, eigene Bedenken zu äußern.

In der darauffolgenden Woche las ich meinem jüngeren Sohn aus einem Kinderbuch vor, welches sehr anschaulich auf die Thematik des Sterbens einging. Es handelte von einer kleinen Raupe, die nach Verlassen ihres Kokons ein neues, freies Leben als Schmetterling begann. Diese bildliche Darstellung der Seele schien für ihn sehr hilfreich und leicht nachvollziehbar zu sein.

Kurze Zeit später erhielt ich eine Einladung zu einem Sommerfest. Es wurde von dem Hospiz veranstaltet, in dem ich den Vorbereitungskurs für mein Ehrenamt absolviert hatte. Alle Gäste, so werden die Patienten eines Hospizes genannt, ihre Angehörigen, das Pflegepersonal und Ehrenamtliche waren eingeladen, um gemeinsam einen fröhlichen Nachmittag zu verbringen. Kinder waren an diesem Tag ausdrücklich erwünscht und das Programm erschien mir, besonders durch das angekündigte Lagerfeuer, auch für meine eigenen sehr vielversprechend.

Ich habe immer wieder miterleben dürfen, wie sehr sich ältere und kranke Menschen freuen, Besuch von Kindern zu erhalten. Auch wenn sie häufig als laut und impulsiv wahrgenommen werden (und in einigen Fällen sogar eine gewisse Dankbarkeit für die eigene Altersschwerhörigkeit provozieren), erzeugen sie dennoch mühelos eine Stimmung unbefangener und belebender Fröhlichkeit. Sie bringen Abwechslung in den häufig recht tristen Alltag, wecken Kindheitserinnerungen und laden zu Zeitreisen in die eigene Vergangenheit ein.

Ich fand es gut, meinen Kindern die Möglichkeit zu geben, sich selbst einen Eindruck des Ortes zu verschaffen, an dem ich ehrenamtlich tätig war. Ich vermutete, dass er sich in ihrer Vorstellung sehr viel düsterer zeigte, als er in der Realität tatsächlich war. Vielleicht konnte ein Kontakt mit sterbenden Menschen, die trotz ihres Schicksals feierten, ihre Angst vor dem Tod ein wenig mindern. Sie sollten das Hospiz als Begegnungsstätte und nicht als traurige Endstation des Lebens erfahren.

Ich erinnerte mich an meinen ersten Besuch und daran, wie überrascht und zugleich beeindruckt ich damals gewesen war, wie viel an diesem Ort gelacht und gefeiert wurde. Ich hätte es zuvor nicht im Geringsten für möglich gehalten, dass sowohl das Unterhaltungsprogramm als auch der Service für Gäste eines Hospizes durchaus mit den Angeboten eines guten Hotels mithalten konnten.

Eigentlich war ich mir sicher, dass meine Kinder mit ihrer ansteckenden Fröhlichkeit in der Lage waren, das bevorstehende Fest zu bereichern, und entschied mich daher, gemeinsam mit ihnen dort hinzugehen. Zunächst reagierten sie auf meinen Vorschlag verhalten und mit einer gewissen Skepsis.

„Was sollen wir denn dort machen?", fragte mein damals elfjähriger Sohn und legte dabei seine glatte Kinderstirn in Falten. Er schien Respekt vor dem Besuch zu haben und bezweifelte, dass man sich auf einen solchen Nachmittag wirklich freuen konnte. Auch meine sonst so quirlige Tochter blieb recht still und zeigte wenig Begeisterung.

Neugierig wirkten sie trotzdem. Die Aussicht auf ein Lagerfeuer und leckere Grillwürstchen überzeugte sie dann schließlich, mich zu begleiten. Ich freute mich, denn ich war mir sicher, dass viele der Hospizgäste bereits gespannt darauf waren, meine Kinder einmal persönlich kennenzulernen. Bislang hatte ich nur von ihnen berichtet und gelegentlich einzelne Anekdoten unseres oftmals sehr trubeligen Familienalltags zum Besten gegeben.

Endlich war es so weit. Das Wetter spielte dankenswerterweise mit, sodass sich all die Mühen für die aufwendige Organisation auch auszahlen konnten.

„Das sieht hier fast so aus wie in dem schönen Hotel in Österreich", bemerkte meine Tochter beim Betreten des Gebäudes erstaunt. An diesem herrlichen Sommertag schien die Sonne durch die großen Fensteranlagen in den freundlich gestalteten Eingangsbereich. Draußen im Garten waren die Bänke an den festlich eingedeckten Tischen bereits gut besetzt. Zwei der Hospizgäste lagen in ihren fahrbaren Betten. Das Personal hatte sie extra nach draußen geschoben, damit auch sie an der Feier teilnehmen konnten. Überall wurde ausgelassen geplaudert und gelacht.

Wir wurden herzlich begrüßt und umgehend zu einer appetitlich aussehenden Grillwurst eingeladen. Völlig ungezwungen mischten sich meine Kinder in das Getümmel, während ich selbst neben einer älteren Dame Platz nahm, die schon seit vielen Wochen im Hospiz lebte. Frau Meier litt an einem Gehirntumor, war durch ihre Erkrankung halbseitig gelähmt und konnte sich daher auch nur noch mithilfe eines Rollstuhls fortbewegen. Durch ihre regelmäßigen ambitionierten Übungen war es ihr jedoch gelungen, die bewegliche Körperhälfte so zu trainieren, dass sie mittlerweile dazu in der Lage war, als Rechtshänderin mit der linken Hand zu schreiben und sogar zu malen. Sie liebte es, Gesellschaftsspiele zu spielen, und konnte sich wie ein Kind freuen, wenn sie selbst gewann. Doch ihre wohl größte Leidenschaft galt dem Ausmalen von Mandalas. Ich hatte sie schon etliche Male bei dieser Beschäftigung beobachten können. Die Kontrolle über den Stift schien ihr ein Restvertrauen in den eigenen Körper zu geben. Die schönen bunten Bilder belohnten sie für ihr ausdauerndes Arbeiten und zauberten ihr immer wieder ein Lächeln auf die Lippen.

Auch am heutigen Tag saß sie wie so häufig vor dem Behältnis ihrer großen Buntstiftsammlung und füllte mit erstaunlicher Präzision die vielen kleinen Muster mit leuchtenden Farben aus. Meine Tochter beobachtete das kreative Treiben der alten Dame zunächst aus der Distanz, gesellte sich aber schon kurze Zeit später fröhlich zu ihr. „Darf ich vielleicht mit Ihnen zusammen malen?", fragte sie ganz ohne Scheu, während ihr jüngerer Bruder bereits ungefragt nach den Stiften griff.

Frau Meier lächelte beiden aufmunternd zu. Zu dritt widmeten sie sich nun den Mandalas, scherzten miteinander und schienen jede Menge Spaß zu haben.

Es wurde an diesem Nachmittag auch viel gesungen. Ein Gitarrist gab alte Volkslieder zum Besten und ich war erstaunt, mit welcher Textsicherheit mein älterer Sohn in den Gesang mit einstimmte. Wie ich später erfuhr, waren ihm die Lieder aus dem Musikunterricht seiner Schule bekannt. Vergnügt saß er in der Runde schwerkranker Menschen und wirkte glücklich auf mich. Die Zeit verging wie im Flug. Als wir uns am frühen Abend langsam auf den Heimweg vorbereiteten und unsere Sachen zusammenpackten, flüsterte mir meine Tochter leise ins Ohr: „Mama, wir haben doch vorhin den pinken Schmetterling in dem Blumenladen gekauft. Hast du den noch in der Tasche? Für wen ist er denn eigentlich?"

Ich hatte ihn tatsächlich völlig vergessen. „Mensch, prima, dass du daran denkst. Er ist ein Geschenk für Frau Meier. Weißt du, sie liebt Schmetterlinge. Ihr ganzes Zimmer ist mit diesen farbenfrohen Faltern geschmückt. Sollen wir sie fragen, ob du es sehen darfst?" Meine Tochter war neugierig und so erkundigte ich mich bei Frau Meier, ob wir ihr vielleicht bei der Abendtoilette behilflich sein dürften. Sie war dankbar für dieses Angebot und stimmte zu. Gemeinsam begleiteten wir sie zu ihrem Zimmer, während meine beiden Söhne sich weiterhin mit einem Fußball im Garten vergnügten. Beim Öffnen der Zimmertür nahm ich augenblicklich den begeisterten Gesichtsausdruck meiner Tochter wahr, die von der großen Vielfalt an Dekorationsschmetterlingen überwältigt schien. Sie schmückten nicht nur jede einzelne

Wand, sondern flatterten auch als selbst gebastelte Exemplare an durchsichtigen Nylonschnüren zahlreich von der Zimmerdecke.

Zunächst halfen wir Frau Meier dabei, sich die Zähne zu putzen, und später unterstützten wir sie, sich ihr Gesicht und die Hände zu waschen. Ich war verblüfft, wie selbstverständlich mein kleines Mädchen mir zur Hand ging und wie offen sie gleichzeitig mit der alten Dame kommunizierte. Als Frau Meier schließlich bettfertig war, holte meine Tochter vorsichtig den Schmetterling aus meiner Tasche.

„Der ist für dich." Sie strahlte Frau Meier glücklich an. Die alte Dame schenkte ihr ein dankbares Lächeln zurück und bewunderte den Neuzugang für ihre Sammlung.

Wir nahmen eine Trittleiter und befestigten den Schmetterling an der Decke, direkt über Frau Meiers Bett. „Jetzt hat sie ihn immer im Blick", stellte meine Tochter zufrieden fest. Dann verabschiedeten wir uns und sammelten am Lagerfeuer die beiden Jungs ein.

Als wir am Ausgang des Hospizes angekommen waren, drehte mein kleiner Sohn sich noch einmal um. Dann zwinkerte er mir zu und sagte: „Eigentlich war es richtig cool hier. Wir können gerne bald mal wiederkommen."

Im Auto erzählte meine Tochter ihren Brüdern aufgeregt vom farbenfrohen Schmetterlingszimmer. „Es war so schön dort und ihr glaubt gar nicht, wie sehr sich Frau Meier über unseren schönen Schmetterling gefreut hat. Vielleicht können wir ihr beim nächsten Mal auch noch den blauen schenken, den wir im Laden gesehen haben, Mama?"

Ich war dankbar für diesen schönen Nachmittag und auch ein wenig stolz auf meine drei Kinder, die ihn zusätzlich bereichert hatten. Sie konnten erleben, dass im Hospiz, einem Ort, der in der allgemeinen Vorstellung nur mit Trauer und Abschied verbunden war, durchaus das Leben gestaltet und genossen wird.

Vielleicht konnte dieses Erlebnis sogar dazu beitragen, ihnen ihre Ängste zu nehmen und nachvollziehbar machen, warum ich freiwillig und jedes Mal gerne hierherkam.

Brief an den verlorenen Sohn

Er fühlte sich erschöpft und war in den letzten Wochen furchtbar müde. Der deutsche Winter zog sich wieder einmal schrecklich in die Länge und das nasskalte Wetter, begleitet von einem ständig grauen Himmel, schien auch bei ihm nicht nur stimmungsmäßig Spuren zu hinterlassen. Schon der kleinste Spaziergang strengte ihn an und jedes Mal hatte er anschließend das Gefühl, völlig aus der Puste zu sein.

„Vielleicht hätte ich mich doch besser gegen den Grippe-Erreger impfen lassen sollen", dachte er, als er bemerkte, dass ihm mittlerweile selbst das morgendliche Ankleiden die Schweißperlen auf die Stirn trieb. Die Wintermonate stellten für ihn die traurigste Zeit des Jahres dar. Die Menschen verbrachten einen großen Teil des Tages in ihren Wohnungen, doch in seiner eigenen fühlte er sich oft einsam und allein. Insbesondere während der Weihnachtstage wurde ihm jedes Mal bewusst, wie viel schöner alles sein müsste, wenn man eine Familie hatte.

Obwohl Herr Geisel erst Anfang sechzig war, lebte er schon seit mehreren Jahren in einer Einrichtung für betreutes Wohnen. Das Leben war für ihn nicht unbedingt glücklich verlaufen. Er hatte sich über viele Jahre selbst vernachlässigt und war keiner geregelten beruflichen Tätigkeit nachgegangen. Andere Menschen kränkte er durch seine griesgrämige, etwas pampige Art zwar eher unbeabsichtigt, doch mit dem Ergebnis, dass zwischenmenschliche Beziehungen für ihn niemals von langer Dauer waren. Es gab Zeiten, da hatte er verzweifelt Zuflucht im Alkohol gesucht und somit letztendlich seine Isolation von der Außenwelt noch weiter vorangetrieben.

Wesentlich beeinträchtigt wurde seine Lebensqualität in den letzten Jahren auch durch eine demenzielle Erkrankung, die nun immer weiter voranschritt. Heute war er bereits maßgeblich auf die Hilfe anderer Personen angewiesen, die existenzielle Dinge des Alltagsgeschehens für ihn übernahmen. Im Konkreten bedeutete das auch die Organisation der gesetzlichen Betreuung und sozialen Hilfen.

Die Grippesymptomatik verstärkte sich immer mehr. Neben der unangenehmen Kurzatmigkeit plagte ihn nun zusätzlich ständiger Nachtschweiß und es war unübersehbar, wie sehr er innerhalb weniger Tage an Gewicht verloren hatte. Schließlich beschloss er, seine Symptome vorsichtshalber durch den Hausarzt abklären zu lassen. Dieser bestimmte wenig später seine Einweisung ins Krankenhaus, wo er über mehrere Tage ausgiebig untersucht wurde.

Die Palliativstation war zum damaligen Zeitpunkt wenig ausgelastet, sodass man Herrn Geisel zunächst aus rein organisatorischen Gründen auf diese Station aufgenommen hatte, ohne schon alle Details seines Gesundheitszustandes zu kennen. Als ich Herrn Geisel dann zum ersten Mal traf, war seine Diagnose noch immer nur als ein Verdacht und nicht als feststehendes Ergebnis der Untersuchungen formuliert. Er selbst ging weiterhin von einer Grippe als Ursache seiner Schwäche aus. Seine bedrückende Lebensgeschichte war mir teilweise schon von den Schwestern erzählt worden und daher überraschte mich die spärliche Ausstattung seines Kleiderschranks nicht wirklich. Er besaß weder eine saubere Schlafanzughose noch eine wärmende Jacke, die wir für den kleinen geplanten Ausflug mit dem Rollstuhl jedoch dringend benötigten. Ich hatte Glück und fand in der Kleiderkammer des Krankenhauses passende Kleidung, sodass unserer Spazierfahrt nichts mehr im Wege stand. Der Patient schien sich in meiner Gesellschaft recht wohlzufühlen und ließ mich im Verlauf des Vormittags an vielen Erfahrungen seines Lebens teilhaben.

Als wir später auf die Station zurückkehrten, war die Visite in den Zimmern unterwegs. Herr Geisel bat mich, noch bei ihm zu bleiben, und so erfuhr er schließlich in meiner Anwesenheit, dass er an einer bösartigen Erkrankung, einem aggressiven Lymphom, litt, das bereits Metastasen gebildet hatte.

Er nahm diese Nachricht äußerlich gefasst auf. Dennoch konnte ich spüren, dass sie ihn innerlich aufwühlte. Während unseres Spaziergangs hatte er positiv und zielgerichtet in die eigene Zukunft geschaut. Er hatte mir von dem fast freundschaftlichen Verhältnis zu seinem Betreuer erzählt und seinem festen Vorsatz, endlich Eigenverantwortung für sein Leben zu übernehmen. Dem Alkohol hatte er schon seit geraumer Zeit abgeschworen und nun auch seit Tagen keine einzige Zigarette mehr geraucht. Die ersten Schritte in die richtige Richtung waren vollbracht – und dann erreichte ihn diese niederschmetternde Nachricht, die alle bisherigen Erfolge schlagartig zunichtezumachen drohte.

Die Ärztin erklärte Herrn Geisel den Befund und sprach über noch mögliche Therapien. Sie signalisierte aber gleichzeitig, dass es nicht besonders gut für ihn aussähe.

Schließlich waren wir wieder allein im Zimmer. Es war still. Keiner von uns beiden sprach zunächst ein Wort. Ich strich zaghaft über Herrn Geisels Handrücken und war unsicher, wie ich mich in dieser Situation verhalten sollte.

„Es tut mir schrecklich leid. Kann ich etwas für Sie tun? Oder möchten Sie lieber ein wenig für sich sein?", brach ich vorsichtig das Schweigen.

„Nein, bitte bleiben Sie hier. Ich möchte gerade eigentlich nicht allein sein."

„Haben Sie jemanden, den ich für Sie benachrichtigen könnte? Geschwister oder vielleicht Kinder?"

„Es gibt niemanden. Jedenfalls … nicht so wirklich", antwortete er. Die Worte kamen allerdings nur sehr zögerlich über seine Lippen.

„Was meinen Sie mit ‚nicht wirklich'?", hakte ich nach.

Herr Geisel schwieg einen Moment lang und schaute mich verunsichert an.

„Ich war einmal verheiratet und hatte auch einen Sohn. Das letzte Mal habe ich ihn allerdings gesehen, da war er gerade einmal drei Jahre alt."

Er wirkte nachdenklich und traurig. Mir wurde plötzlich bewusst, dass die Nachricht von seiner Krankheit nicht nur Zukunftsängste ausgelöst hatte.

„Sie haben einen Sohn? Wie alt ist er heute?"

„Er ist zwölf."

Ich war überrascht, denn angesichts des Alters von Herrn Geisel war ich davon ausgegangen, dass er mittlerweile erwachsen wäre.

Er sah aus dem Fenster. „Wissen Sie, ich habe das Gefühl, dass ich in den letzten Jahren so einiges verpasst habe. Das Leben hat es nicht immer gut mit mir gemeint, doch für vieles trage ich auch selbst die Verantwortung. Meinen Sohn hätte ich niemals kampflos aufgeben dürfen. Ich denke so oft darüber nach, wie es ihm wohl heute geht."

„Hätten Sie denn gerne Kontakt zu ihm?"

„Ich weiß es nicht. Eigentlich würde ich es mir persönlich natürlich sehr wünschen, ihn kennenzulernen. Für ihn aber ist es vielleicht besser, wenn alles so bleibt, wie es ist. Nach all den Jahren könnte ein solches Treffen mit Sicherheit Unruhe hervorrufen und eventuell sogar alte Wunden aufreißen. Vielleicht gibt es ja mittlerweile auch jemanden, der meine Vaterrolle übernommen hat. Das würde ich mir tatsächlich für den Kleinen wünschen."

Am Mittag verließ ich den Patienten, begleitet von einem unguten, schwermütigen Gefühl. Mir wurde bewusst, wie selbstverständlich es für mich war, meine eigenen Kinder aufwachsen zu sehen und an ihrem Leben teilzunehmen. Was hätte ich an Herrn Geisels Stelle schon alles verpasst? Mein ältester Sohn war in einem ähnlichen Alter wie sein Sohn. Den Jungen beschäftigte sicherlich längst, wie es so weit hatte kommen können, dass der Kontakt zu seinem leiblichen Vater komplett abgebrochen war. Vielleicht aber wusste er auch gar nichts von ihm.

Ich überlegte in den folgenden Tagen, welche Möglichkeiten es gäbe, etwas Positives aus dieser schwierigen Situation zu machen, und kehrte in der nächsten Woche mit einem konkreten Vorschlag zu Herrn Geisel zurück: „Wie wäre es, wenn ich Ihnen dabei helfe, Ihrem Sohn einen Brief zu schreiben? Sie könnten ihm dadurch zeigen, dass er in Ihren Gedanken immer ein wichtiger Teil Ihres Lebens geblieben ist. Es würde für ihn sicherlich bereichernd sein, zu wissen, dass er nicht einfach vergessen wurde. Sie könnten ihm sagen, wie wichtig es Ihnen ist, dass es ihm gutgeht.“

Herr Geisel wirkte zunächst von diesem unerwarteten Angebot überfordert und ich war unsicher, ob ich vielleicht zu ambitioniert war, mich in seine Familienverhältnisse einzumischen. Doch schließlich lächelte er mich an und stimmte zu.

Er erlaubte es mir, seinen Betreuer anzurufen, der die Kontaktdaten seiner früheren Lebenspartnerin und des gemeinsamen Sohnes besaß. Das anschließende Gespräch mit ihm verlief sehr harmonisch und es stimmte mich zuversichtlich, dass auch er meine Idee befürwortete. Wir besprachen, dass der Brief zunächst zu den Unterlagen genommen und spätestens mit Herrn Geisels Nachlass an seinen Sohn weitergeleitet werden würde. Wann und in welcher Weise die persönlichen Zeilen den Jungen genau erreichen sollten, würde selbstverständlich auch mit seiner Mutter abzuklären sein.

Nach einer Woche besuchte ich den Patienten wieder. Aufwühlende Tage lagen hinter ihm. Er hatte Angst vor den möglichen Begleiterscheinungen der Therapien, fühlte sich zunehmend geschwächt und war aufgrund des fortgeschrittenen Stadiums seiner Erkrankung nicht sehr optimistisch.

Wir setzten uns gemeinsam an den Tisch in seinem Zimmer. Herr Geisel erzählte mir von seinem Sohn und ließ mich wissen, welche Dinge er ihm unbedingt noch mitteilen wollte: „Als mein Sohn damals geboren wurde, war das der glücklichste Tag meines Lebens, wissen Sie? Schreiben Sie das bitte auf. Er soll es auf jeden Fall erfahren. Schreiben Sie, dass ich jeden Tag an ihn denke und nichts mehr vermisse als die Zeit, in der wir noch zusammen waren. Und versuchen Sie ihm zu vermitteln, wie leid mir alles tut."

Ich spürte, wie mit jeder verfassten Zeile auch ein Stückchen Last von seinen Schultern fiel. Wir überdachten gemeinsam jedes einzelne Wort und gaben uns erst mit unserem Schreiben zufrieden, als Herr Geisel bestätigte, dass es zutreffend aussagte, was ihm seit langer Zeit auf der Seele gelegen hatte.

Erfahren Menschen, dass ihnen nicht mehr viel Zeit bleibt, so schauen sie oft bewusst auf ihr Leben zurück und ziehen für sich eine Art Bilanz. Auf den ersten Blick könnte man denken, dass der Abschied von einem Leben, das positiv beurteilt wird, deutlich schwerer ist als ein Abschied, der als endgültige Trennung von gefühltem Leid und Elend gewertet wird. In der Realität aber erlebe ich es sowohl bei den Betroffenen als auch ihren Angehörigen anders. Wenn die Patienten der Auffassung sind, nichts in ihrem Leben bereuen zu müssen und nichts verpasst zu haben, scheint das vielmehr zu beruhigen und dabei zu helfen, inneren Frieden zu finden und loszulassen.

Im Kontakt mit Sterbenden bemühe ich mich, von ihnen zu erfahren, ob sie noch Träume für ihre Zukunft haben. Mich interessiert es, an welchen Wünschen sie trotzdem festhalten und inwiefern sie diese noch umsetzen wollen. Meistens handelt es sich dabei nicht mehr um die großen, spektakulären Dinge, sondern vielmehr um alltägliche Ereignisse, an denen sie noch teilhaben wollen. Das kann beispielsweise eine bevorstehende Familienfeier sein. Durch meine Frage nach den unerfüllten Wünschen möchte ich herausfinden, ob es mir aus meiner Position heraus in irgendeiner Form möglich ist, zu ihrer Verwirklichung beizutragen.

In meiner Vorbereitungszeit für mein Ehrenamt als Sterbebegleiterin erzählte mir eine Mitarbeiterin des Hospizes von einer Frau, die wusste, dass ihr nur noch wenige Wochen zu leben blieben. Sie wünschte sich sehr, ihrer fast erwachsenen Tochter etwas Persönliches als Geschenk zu hinterlassen. Sie wollte ihr dadurch zeigen, wie viel sie ihr bedeutete, und die Chance nutzen, die Erinnerung an sich selbst, als ihre Mutter, noch ein wenig mitzuprägen. Ihre Erkrankung hatte sie bereits stark geschwächt, als sie sich mit ihrer Idee an eine Ehrenamtliche des Hospizes wandte und sie um Unterstützung bei der Umsetzung ihres Plans bat. Gemeinsam schafften sie es in den folgenden Tagen, die wesentlichen Orte ihrer Heimat aufzusuchen, die für die Patientin mit besonderen Emotionen verbunden waren. An jedem einzelnen Ort nahmen sie eine kurze Videosequenz auf. Es entstand ein großartiger Film, der nicht nur das Leben der Mutter skizzierte, sondern auf eine einzigartige und wunderschöne Weise ausdrückte, was für sie am wertvollsten im Leben gewesen war: die Liebe zu ihrem Kind.

Bei der Begegnung mit Herrn Geisel wurde mir bewusst, dass auch ich eine Chance erhielt, eine bedeutsame Aufgabe übernehmen zu dürfen. Ich spürte die Sehnsucht des Mannes, noch etwas in Ordnung zu bringen, und zeitgleich nahm ich wahr, wie schwer es für ihn war, es ohne fremde Hilfe zu schaffen. Ich erwischte mich selbst bei der romantischen Vorstellung einer Wiedervereinigung von Vater und Sohn am Sterbebett und musste mich bemühen, nicht die Realität aus den Augen zu verlieren und ebenso meine eigenen bescheidenen

Fähigkeiten für eine positive Veränderung der Situation richtig einzuschätzen.

Je sympathischer man einen Patienten findet, umso schwerer kann es fallen, die eigentlich notwendige und respektvermittelnde Distanz einzuhalten.

Erwünschte Hilfe zu leisten, wird sicherlich von den meisten Patienten als wohltuend und wertschätzend erlebt. Eine ungewollte Einmischung in das Privatleben oder das Aufdrängen eigener Ideen hingegen wohl eher als übergriffig. Letztendlich ist es hilfreich, sich darüber klar zu werden, dass es überhaupt nur sehr eingeschränkt möglich ist, unerwünschte Ist-Zustände für einen anderen Menschen von außen zu korrigieren. Hierfür fehlen oft nicht nur die Kenntnis der tatsächlichen Hintergründe, sondern auch die erforderliche Kompetenz. In der Sterbebegleitung kann besonders der Faktor Zeit, den Versuch, Fehler der Vergangenheit aufzuarbeiten oder gar zu beheben, unmöglich machen. Ich denke, dass es meist nur Kleinigkeiten waren, die ich in der Ausübung meines Ehrenamtes dazu beitragen konnte, damit sich ein Mensch etwas besser fühlte. Oft merkte ich jedoch, dass der Person selbst meine Hilfe sehr viel mehr bedeutet hatte.

Es gibt mir jedes Mal ein gutes Gefühl, wenn es mir gelingt, für einen kleinen Lichtblick zu sorgen. Ich spüre dann, wie viel wertvoller ein dankbares Lächeln im Vergleich zu den materiellen Dingen des Lebens ist, und wie viel mir dieses Ehrenamt bedeutet.

Herzensmensch

Wie an jedem Montagvormittag machte ich meine Runde auf der Station und hoffte, den Menschen in den Patientenzimmern mit meinem Besuch eine kleine Freude zu bereiten. Ihre jeweiligen Bedürfnisse waren unterschiedlich, genauso wie ihre Ansprüche an mich. Gelegentlich brauchten sie etwas Hilfe beim Essen oder sie erhofften sich kleine, zumeist leicht erfüllbare Aufmerksamkeiten, wie einen süßen Kakao aus der Schnabeltasse. Viele Patienten freuten sich bereits, wenn man ihnen einfach nur etwas Gesellschaft leistete und dabei aus dem eigenen Leben berichtete oder aus der Zeitung vorlas. Andere waren überaus dankbar, wenn ihnen durch meine Hilfestellung eine etwas ausgiebigere Morgentoilette ermöglicht wurde, und sie genossen es, wenn ich für sie eine Haarwäsche mit einer Kopfmassage zum Wohlfühlprogramm werden ließ.

Ich erlebte immer wieder, dass Dinge, denen man selbst im Alltag kaum Beachtung schenkt, plötzlich in der letzten Lebensphase an Bedeutung gewannen oder nun einfach intensiver wahrgenommen wurden. Während ich Patienten das Haar wusch, erhielt ich oft den Eindruck, als gäben sie sich ganz dem wohligen Gefühl hin und entglitten zeitweise in ihren Gedanken der Gegenwart. Vielleicht war das Auskosten des Moments auch ihrer Einsamkeit und dem Fehlen von körperlicher Zuwendung geschuldet. Nicht selten war der langjährige Ehepartner längst verstorben und es gab auch keine anderen engeren Verwandten mehr. Der warme Luftstrom und das monotone Geräusch beim anschließenden Föhnen erzielten bei einigen von ihnen eine ähnlich entspannende Wirkung. Ich stellte mir vor, wie das Rauschen

Erinnerungen an eine leichte Sommerbrise weckte, vielleicht war es aber auch allein die Wärme, die ihnen so guttat. Immer wieder jedoch gab es Patienten, die Besuchen von Fremden wie mir weniger offen gegenüberstanden. Das erfuhr ich schließlich auch an diesem Tag. Ich öffnete die Zimmertür von Herrn Seidler. Der Mann war zweiundneunzig Jahre alt, sah aber auf den ersten Blick deutlich jünger aus. Ich trat an sein Bett, stellte mich vor und fragte ihn, ob ich irgendetwas für ihn tun könne.

„Was wollen Sie denn schon für mich tun? Sie könnten ja vielleicht eine Mütze Schlaf für mich nachholen. Zu zweit ... auf diesem kleinen Zimmer ... Da ist wohl kaum an nächtliche Erholung zu denken." Er richtete seinen Blick verstimmt auf seinen Zimmernachbarn. Ein sehr viel jüngerer Patient lag teilnahmslos in dem Bett neben ihm. Er war schwer gezeichnet von einem Krebsleiden und veratmete lautstark seine Schmerzen.

„Den Schlaf kann ich leider nicht für Sie nachholen. Allerdings hätte auch ich selbst durchaus mehr davon vertragen können. Meine Tochter hat in der letzten Nacht nach einem Albtraum Zuflucht in meinem Bett gesucht und sich wie ein kleiner Propeller neben mir gedreht. Vielleicht fällt uns aber etwas anderes ein. Soll ich Ihnen aus der Tageszeitung vorlesen?" Die Zeitung lag noch unangetastet neben ihm.

„Mich interessiert all das, was dort drinsteht, nicht. Schließlich bin ich schon sehr bald nicht mehr davon betroffen", erwiderte er in einem mürrischen Ton.

Dann fiel mein Blick auf seinen Nachttisch. „Ist das ein Fotoalbum auf Ihrem Tisch?" Herr Seidler nickte zustimmend.

„Möchten Sie es mir eventuell zeigen?", fragte ich ihn interessiert.

Er zögerte kurz, bevor er nach dem Buch griff. Dann aber blätterten seine Finger plötzlich ganz eifrig durch die Seiten seines kleinen Erinnerungsschatzes. Er erzählte mir von seiner Kindheit, der damaligen Heimat Ostpreußen und einigen bewegenden Ereignissen, die sich während der Kriegsjahre in seinem Leben zugetragen hatten. Im Album hatte er Fotos seiner engsten Verwandten zusammengestellt, wobei er zu jedem von ihnen eine eigene Geschichte zu berichten wusste. Viele der Bilder zeigten seine Ehefrau, die vor fünf Jahre verstorben war. Ich hörte Herrn Seidler aufmerksam zu und genoss es mitzuerleben, wie er förmlich aufblühte, seine Gesichtszüge an Härte verloren und einem sympathischen Ausdruck wichen, der ihm sehr viel besser stand. Ich verbrachte nahezu den halben Vormittag in seinem Zimmer. Als ich mich schließlich von ihm verabschiedete, versprach ich ihm, in der kommenden Woche wiederzukommen.

Am darauffolgenden Montag lag Herr Seidler mit geschlossenen Augen in seinem Bett. Er sah sehr viel blasser aus als bei unserem letzten Treffen. Seine knochige Hand und die eingefallenen Wangen ließen erkennen, dass er deutlich an Gewicht verloren hatte. Als ich mich ihm leise näherte, öffnete er plötzlich seine Augen.

„Guten Morgen, Herr Seidler. Erkennen Sie mich noch? Wie geht es Ihnen denn heute?", fragte ich ihn.

Er sah mich mit einem müden und erschöpften Blick an. „Wie soll es mir schon gehen, hier in meinem goldenen Käfig?"

Ich setzte mich ungefragt neben ihn. „Was meinen Sie denn mit dem goldenen Käfig?", hakte ich nach.

Er seufzte und umklammerte mit seiner Hand das seitliche Schutzgitter seines Bettes.

„Als ich damals in die Klinik eingeliefert wurde, legte man mich in dieses Bett. Ich war mit einer goldenen Rettungsdecke bedeckt, die man für meinen Transport verwendet hatte, um zu verhindern, dass ich auskühlte. Seitdem blieben die Gitter zu meiner eigenen Sicherheit hochgefahren. Sie verhindern, dass ich hier noch einmal herauskomme. Außer gelegentlich ins angrenzende Bad, mit der Hilfe von jemand anderem." Der alte Mann sah traurig aus.

„Worauf hätten Sie denn Lust? Haben Sie irgendeine Idee, was wir gemeinsam unternehmen könnten?", erkundigte ich mich und versuchte ihn aufzumuntern.

„Was sollen wir denn hier schon tun? Früher, da war ich ein unglaublich aktiver Mensch, handwerklich geschickt und mein gesamtes Berufsleben als begeisterter Bauingenieur tätig. Umso unerträglicher ist es jetzt für mich, einfach nur träge herumliegen zu müssen. Ich habe damals leidenschaftlich gern gebastelt und kreative, hilfreiche Dinge erfunden. Und nun?" Er stöhnte. „Die Stationsschwester hat schon versucht, mich mit einer Bastelschere aufzumuntern, aber ich vermisse mein eigenes, richtiges Werkzeug."

Ich überlegte einen kurzen Augenblick lang. „Soll ich Ihre Tochter anrufen und sie bitten, Ihnen einen Bausatz zu besorgen? Sie könnten ihn hier im Krankenhaus zusammensetzen und hätten etwas Sinnvolles zu tun." Herr Seidler richtete sich an seiner selbst konzipierten Sprossenleiter auf, die er vor Jahren für seine bettlägerige Frau entworfen hatte und die jetzt ihm selbst zugutekam. „Ja, vielleicht ist das gar kein so schlechter Gedanke. Zwar ersetzt mir ein Bausatz nicht die Arbeit mit meinem geliebten Werkzeug, jedoch würde er ohne Frage für etwas Abwechslung sorgen."

Auf seinen Lippen zeichnete sich ein leichtes Lächeln ab. Ich erbat von ihm die Telefonnummer seiner Tochter, die mir dann in unserem anschließenden Telefonat versprach, sich um ein geeignetes Bastelset für ihren Vater zu kümmern. „Und was machen wir mit diesem heutigen Vormittag, soll ich Sie ein wenig aus dem goldenen Käfig befreien? Ich könnte Sie spazieren fahren", schlug ich vor.

Herr Seidler sah mich erstaunt an. Er bezweifelte wohl, dass es möglich sei, mein Vorhaben in die Tat umzusetzen. Weder traute er seinen eigenen Kräften, noch glaubte er an ein dafür notwendiges Zugeständnis vonseiten der Schwestern. Ich ließ mich jedoch trotz seiner Einwände nicht abhalten und hielt Ausschau nach dem Pflegepersonal sowie der Physiotherapeutin der Palliativstation. Mit vereinten Kräften schafften wir es schließlich, den alten Herrn in den Rollstuhl zu setzen. Ich legte ihm eine Strickjacke um und wickelte ihn zusätzlich in eine wärmende Wolldecke ein. Nun war er bestens für unseren kleinen Ausflug gewappnet.

Unsere Wege führten uns durch die einzelnen Etagen der Klinik, auf denen Herr Seidler alles genauestens unter die Lupe nahm und ständig versuchte, sich neu zu orientieren. Am Tag seiner Aufnahme hatte er nicht viel von der Umgebung des Krankenhauses wahrnehmen können. Das holte er nun intensiv nach. Schließlich verließen wir das Gebäude. Es war bitterkalt, die Luft aber wohltuend klar. Eigentlich hatte ich erwartet, dass Herr Seidler es genießen müsste, nach langer Zeit das erste Mal wieder etwas Frischluft zu inhalieren. Doch er war scheinbar zu ängstlich, um sich sorgenfrei auf diese Situation einzulassen. Die winterlichen Temperaturen, die eine Gefahr für eine Erkältung mit sich brachten und somit eine Verschlechterung seines ohnehin bescheidenen Gesundheitszustands verursachen konnten, beunruhigten ihn.

„Sollen wir lieber in die Cafeteria gehen und gemeinsam einen Kaffee trinken? Es gibt dort auch sehr leckere Kuchen." Ich wusste, wie gerne Herr Seidler naschte, denn auf seinem Nachttisch stand stets ein großes Glas selbst gebackener Plätzchen. Bei meinem letzten Besuch hatte er das Gebäck in den höchsten Tönen gelobt und mich überredet, meine Bedenken bezüglich der Kalorien einfach zu ignorieren und von jeder Sorte zu kosten.

„Ich habe aber ja gar kein Geld mitgenommen", entgegnete er zurückhaltend.

„Ich lade Sie gerne ein." Ohne eine Widerrede zuzulassen, visierte ich das neue Ziel an. Die Auswahl an Torten war groß, doch schließlich entschieden wir uns für eine Schokoladentarte zu unserer Tasse Kaffee.

Plötzlich schaute mich Herr Seidler fragend an. „Haben Sie eigentlich gar nichts zu tun? Ich meine etwas Wichtigeres, als mit mir Ihre Zeit zu verbringen?"

Sein verständnisloser Blick amüsierte mich. „Ich muss jeden Tag wichtige Dinge erledigen, aber im Augenblick fällt mir wahrhaftig nichts Besseres ein als das hier." Ich lächelte ihn an. „Ich genieße diese kleine Auszeit vom üblichen Alltagsstress gerade sehr mit Ihnen."

Wir unterhielten uns und er berichtete mir erneut aus seiner Kindheit. Auch schwärmte er von seiner Ehefrau und gab zu, dass er erst während der letzten Jahre begriffen hatte, wie viel sie in ihrem Leben und insbesondere für die Familie geleistet hatte. „Wir haben eine großartige Tochter. Ich stelle immer wieder fest, wie gut meine Frau sie erzogen hat. Die Erziehung war eigentlich ausschließlich ihre Sache, da ich wegen meiner Arbeit ja kaum zu Hause war. Dank ihr ist meine Tochter heute eine unglaublich zuverlässige und liebevolle Frau, die sich aufopfernd um ihren alten Vater kümmert."

Später sprach Herr Seidler von seinen sehr persönlichen Gefühlen, wie der großen Traurigkeit, die er empfunden habe, als er vor noch nicht allzu langer Zeit die Krebsdiagnose erhielt. Er sagte, dass ihm in diesem Moment sofort klar gewesen sei, dass sein Leben nun sehr bald zu Ende gehe.

„Ich habe tatsächlich geheult wie ein kleines Kind." Auch jetzt stiegen ihm wieder Tränen in die Augen.

„Ich merke, dass mich meine Kräfte immer weiter verlassen. Diesem körperlichen Verfall kann ich auch mit meinen täglichen Gymnastikübungen kaum noch entgegenwirken. Ich verliere immer mehr an Gewicht und meine Muskelkraft ist nahezu vollständig erloschen. Ich bin gezwungen, diesen traurigen Prozess zu akzeptieren, denn es gibt nichts mehr, womit ich ihn aufhalten könnte." Er senkte seinen Blick und seufzte. Tröstend nahm ich ihn in den Arm.

„Versuchen Sie doch trotzdem das Beste aus der verbleibenden Zeit zu machen. Es gibt immer noch Dinge, die Sie genießen können, so wie dieses Stück Schokoladenkuchen", ich schmunzelte. „Geben Sie nicht auf, solange der Tag Ihnen lebenswerte Momente beschert."

Nachdem wir aufgegessen hatten, machten wir uns auf den Rückweg zur Station. Als wir schließlich das Patientenzimmer erreichten, wartete vor der Tür Herr Seidlers Tochter.

„Papa, das ist ja toll. Du konntest endlich mal dein Bett verlassen und warst sogar spazieren." Strahlend sah sie uns an. „Ich habe hier schon eine ganze Weile auf dich gewartet." Sie bedankte sich mehrfach bei mir, nahm ihren Vater liebevoll entgegen und begleitete ihn in sein Zimmer.

Bei meinem nächsten Besuch entschied ich, mit Herrn Seidler einen weiteren Ausflug mit dem Rollstuhl zu unternehmen. An diesem Tag zeigten wir uns auch bereits sehr viel routinierter in den Vorbereitungen. Doch obwohl er sich zu freuen schien, wirkte er schwach und müde.

Wir nahmen einen ähnlichen Weg wie in der Woche zuvor und wiederholten auch unseren Besuch der Cafeteria. Leider ließ sich der alte Mann lediglich zu einer Tasse Tee überreden. Seit mehreren Tagen verspürte er kaum noch Appetit, was die Aussicht auf ein Stück Torte wenig verlockend machte.

Bei unserer Rückkehr erwartete den Patienten eine schöne Überraschung vor seiner Zimmertür. Archie, der Therapiehund der Station, begrüßte ihn schwanzwedelnd und signalisierte mit erwartungsvollem Blick, dass er für Schmuse- und Streicheleinheiten bereit war.

„Haben Sie Lust, dass Archie Ihnen etwas Gesellschaft leistet? Er ist sehr lieb und gut erzogen."

Herr Seidler war sichtlich erfreut: „Oh ja, sehr gerne. Ich liebe Hunde. Ich bin mit ihnen aufgewachsen."

Der Hund folgte uns an der Seite seiner Ausbilderin. Im Zimmer stellte sie einen Stuhl mit einer Decke für Archie bereit und platzierte ihn anschließend darauf. Herr Seidler setzte sich dicht neben den kleinen Jack Russel Terrier und streichelte sein glänzendes Fell. Er genoss die von Archie ausgehende Wärme und erspürte mit seiner Hand den regelmäßigen Herzschlag des Tieres. Zufrieden und entspannt saß er da und sah auf einmal richtig glücklich aus.

„Darf ich ein Foto von Ihnen und Archie machen?" Der alte Herr stimmte zu und ich hielt sein zufriedenes Lächeln in einem wunderschönen Bild fest.

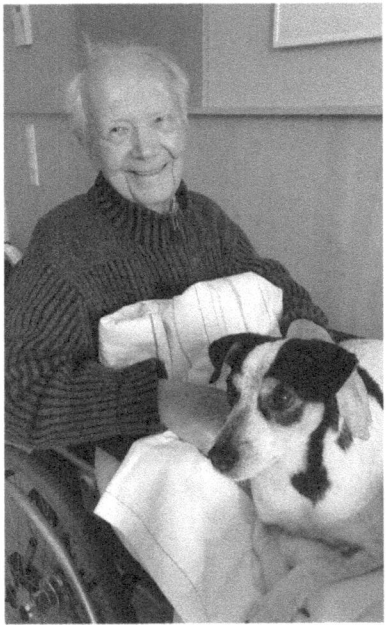

Pünktlich zum Mittagessen kam seine Tochter vorbei. Wir erzählten ihr von unserem Vormittag und zeigten ihr die gelungene Aufnahme ihres Vaters mit seinem neuen tierischen Freund. Sie informierte mich, dass Herr Seidler schon in den kommenden Tagen entlassen werden sollte, um dann in seinem Pflegeheim weiter versorgt zu werden. Wir wollten jedoch in Kontakt bleiben und so versprach sie, mir Bescheid zu geben, sobald er ins Heim zurückgekehrt war.

Wenig später erhielt ich ihren Anruf mit der Bitte, noch einmal persönlich vorbeizukommen. Sie erzählte mir, dass ihr Vater einsam sei und dass er außer ihren eigenen Besuchen nur wenig Abwechslung habe. Natürlich sagte ich zu und überlegte, womit ich meinen einstigen Lieblingspatienten vielleicht etwas aufheitern könnte. In unseren Gesprächen hatte ich mich mit Herrn Seidler immer ausführlich über unsere Familien unterhalten und ihm gelegentlich Fotos meiner Kinder gezeigt. So war es auch ihm möglich gewesen, sich ein Bild von mir und meinem Leben zu machen. Eigentlich war ich mir sicher, dass es ihn unheimlich freuen würde, meine Kinder noch einmal persönlich kennenzulernen. Ein Besuch von allen gleichzeitig hätte ihn in seiner Situation jedoch zweifelsfrei überfordert und daher schlug ich vor, mit meiner Tochter vorbeizukommen.

„Ich denke, das ist eine wirklich großartige Idee", sagte Herr Seidlers Tochter. „Mein Vater wird die Abwechslung von der Eintönigkeit genießen und er wird begeistert sein, wenn Sie ihm etwas Leben in die Bude bringen."

Wie von mir erwartet, nahm meine Tochter diese neue Herausforderung gerne an. Seit unserem gemeinsamen Besuch im Hospiz hatte sie mehrfach davon gesprochen, dass sie etwas Ähnliches noch einmal machen wolle. Es hatte ihr Spaß gemacht, sich mit um die alte Dame zu kümmern, und so freute sie sich jetzt auch auf Herrn Seidler. Ich hatte ihr im Vorfeld einiges über ihn berichtet und sie wusste daher, wie sehr ich ihn mochte.

Ein Strahlen erfüllte den Raum, als wir am nächsten Tag das Zimmer im Altenheim betraten. Herr Seidler freute sich offensichtlich noch mehr, als ich gedacht hatte. Seine Tochter saß auf einem Stuhl neben ihm und lächelte uns freundlich an. Ich stellte beiden meinen kleinen Überraschungsbesuch vor. Meine Tochter blieb für ihre Verhältnisse zunächst ungewohnt still. Ich vermutete, dass sie versuchte, sich in der Situation erst einmal selbst zurechtzufinden. Herr Seidler sah geschwächt aus und ich bemerkte, dass seine Atmung sich verändert hatte. Vielleicht machte ihr sein Anblick auch einfach ein wenig Angst. Jeder einzelne Atemzug schien ihn nun regelrecht anzustrengen und ein Gespräch mit ihm, wie noch vor wenigen Tagen, war kaum möglich. Nur sehr langsam und schwer verständlich erreichten uns seine wenigen Worte. Meine Tochter, die meist quirlig war und aufgeschlossen auf andere Menschen zuging, schien intuitiv richtig zu beurteilen, wie sie ihr Verhalten an diese Situation anpassen konnte. Zurückhaltend nahm sie auf einem kleinen Sessel mit etwas Abstand zum Patientenbett Platz.

Sie schaute sich um und ich folgte ihrem Blick an die Wände. Dort hingen zahlreiche Fotos, die uns Eindrücke eines erfüllten und langen Lebens vermittelten. Herr Seidlers Tochter bemerkte unser Interesse und begann lebhaft von den Personen auf den Bildern zu erzählen. Vor allem aber von ihrer Familie, die auf mich durch die vielen Geschichten ihres Vaters schon sehr vertraut wirkte. Durch die Fotos wurden diese Geschichten aber nun plötzlich lebendig und fügten sich vor meinen Augen zu einem großen, anschaulichen Lebenspuzzle zusammen. Der alte Herr lauschte mit halb geschlossenen Augen unserem Gespräch. Er regte sich kaum, doch auf seinem Gesicht lag ein zufriedener Ausdruck.

Eine kleine mit Samt ausgekleidete Schachtel, die mit geöffnetem Deckel auf dem Esstisch lag, fesselte den Blick meines Kindes. Sie enthielt eine silberne Mundharmonika. Herr Seidler schien meine Tochter aus dem Augenwinkel beobachtet zu haben, denn nun zwinkerte er ihr zu: „Gib sie mir doch einmal, Mädchen", forderte er sie freundlich auf. Sie reichte ihm das Instrument und er nahm es mit seinen zittrigen Händen entgegen. Langsam führte er die Mundharmonika an seine Lippen heran, holte tief Luft und schaffte es tatsächlich, ihr trotz seiner Atemprobleme eine kleine Melodie zu entlocken.

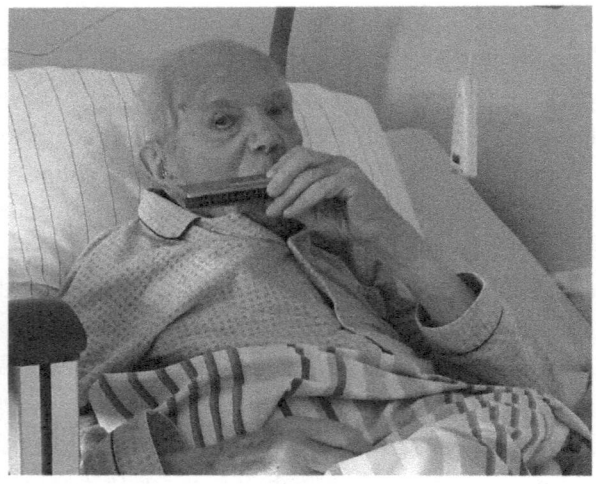

„Erkennst du das Lied?", fragte ich und meine Tochter nickte zustimmend. Wie selbstverständlich sangen wir dann beide zu den leisen Tönen des bekannten Volksliedes „Kommt ein Vogel geflogen".

Das gemeinsame Musizieren zauberte einen besonderen Moment, der uns allen ein Gefühl der Verbundenheit schenkte. Herr Seidler sah friedlich aus und lächelte. Dann legte er die Mundharmonika in die Schachtel zurück, ergriff meine Hand und zog mich sanft an sich heran. „Danke … für alles! Es ist unheimlich schön, dass wir uns kennengelernt haben. Ich wünsche Ihnen von ganzem Herzen noch ein langes und hoffentlich erfülltes Leben." Wir sahen einander in die Augen und ich wusste, dass wir uns gegenseitig zu danken hatten. Völlig unerwartet war ein Mensch aus einer ganz anderen Lebensphase in mein Leben getreten und hatte es ebenfalls spürbar bereichert. Auch meine Tochter schien ergriffen zu sein, denn es war in diesem Augenblick wohl unverkennbar, dass die gemeinsamen Stunden eine besondere Nähe zwischen uns geschaffen hatten. Ich wischte ihr eine kleine Träne fort und versuchte meine eigenen zurückzuhalten. Dann gab ich Herrn Seidler einen Abschiedskuss auf die Wange: „Auf Wiedersehen, Herr Seidler." Doch ich spürte, dass es ein solches wohl nie wieder geben würde und wir uns am heutigen Tag endgültig voneinander verabschiedet hatten.

Auf dem Nachhauseweg sprach ich mit meiner Tochter über unseren Besuch. Ich konnte im Rückspiegel sehen, wie sie nachdenklich aus dem Autofenster schaute. „Es war traurig, aber gleichzeitig auch sehr schön. Ich hatte das Gefühl, dass er sich besonders über unser Lied gefreut hat. Weißt du, Mama, ich würde so etwas gerne häufiger machen, wenn ich groß bin. So wie du! Meinst du eigentlich, dass er schon sehr bald sterben wird?" Sie wirkte besorgt und zeitgleich unglaublich reif und erwachsen auf mich.

„Ja, das denke ich. Aber ich glaube, dass er bereit ist zu gehen und dankbar auf sein erfülltes Leben zurückschaut. Du hast ihm heute eine große Freude bereitet. Ich bin sehr stolz auf dich."

Zwei Tage später verstarb Herr Seidler. Ich erhielt die traurige Nachricht von seiner Tochter und brauchte einige Zeit, um sie selbst zu verarbeiten. Mir war dieser alte Mann, der einst nichts von mir hatte wissen wollen, einfach sehr ans Herz gewachsen.

Am Tag seiner Beerdigung, zu der ich von seiner Familie eingeladen worden war, stand sein Sarg vor dem Altar der Kapelle.

Neben ihm war ein großes Foto aufgestellt worden. Ich erkannte es sofort, da ich es selbst aufgenommen hatte. Es zeigte ihn strahlend mit Archie, dem Therapiehund. Genauso wollte ich ihn in Erinnerung behalten.

Was von uns bleibt

Viele Menschen begleiten uns in unserem Leben, doch selten in einem Maß wie die eigenen Eltern. Ich bin selbst Mutter von drei Kindern (13, 11, 7 Jahre) und erlebe, dass meine Aufgabe, fürsorglich, beratend und dennoch nicht einengend an ihrer Seite zu sein, unbeschreiblich schön und dennoch nicht immer leicht ist. Die eigenen Kinder sind einem oft so nah, dass sie schon fast als Teil der eigenen Person empfunden werden. Wie man selbst Glück und Unglück wahrnimmt, so geht es zumindest mir, ist auch immer sehr stark an ihr Befinden geknüpft. Daher ist es vielleicht wenig überraschend, dass Eltern wohl nie damit aufhören, alles dafür zu tun, ihre Kinder glücklich zu sehen.

Wir lernen während unseres Lebens aus unseren Erfahrungen und somit auch aus eigenen Fehlern. Den Wissensvorsprung gegenüber unseren Kindern können wir in ihrer Erziehung nutzen, um sie in schwierigen Situationen zu unterstützen und wegweisend für sie zu werden, wenn sie die Orientierung verlieren. Wir hoffen, ihnen durch unsere Beratung möglichst viele unliebsame Erlebnisse ersparen zu können und ihnen die Motivation zu schenken, uns in bestimmten Dingen nachzueifern.

Mit zunehmendem Alter entwickelt sich ein Kind weiter, wird reifer und entfaltet verstärkt eigene Auffassungen und Wünsche. Auch vergrößert sich der Kreis von Menschen, die seine Persönlichkeitsbildung beeinflussen. Eltern sollten daher tolerant für Entscheidungen sein, die das Kind nun verstärkt unabhängig von ihnen trifft.

Selbstständig zu werden und sich trotzdem weiterhin mit den Eltern verbunden zu fühlen, setzt sicherlich voraus, sich niemals für die eigene Lebensweise verurteilt, sondern stets bedingungslos geliebt zu fühlen.

Als Elternteil prägt man sein Kind noch weit über den eigenen Tod hinaus, indem man ihm zu Lebzeiten zahlreiche Werte und Fertigkeiten vermittelt und mit ihm besondere Momente teilt, die in Erinnerung bleiben. Vieles davon kann es selbst weitergeben, wie auch die Liebe, die es als warmes Gefühl in sich trägt.

Und so bleiben wir doch irgendwie für immer. Diese Vorstellung finde ich nicht nur schön, sondern auch beruhigend. Vielleicht hilft sie auch jenen Menschen, die sich dem christlichen Glauben weniger verbunden fühlen und nicht an ein Leben nach dem Tod glauben. Sie mag die Angst vor dem Sterben mindern oder zumindest dazu veranlassen, möglichst viele wertvolle Spuren im Leben derjenigen zu hinterlassen, die man liebt.

Musik spielt in meinem Leben eine große Rolle. Lieder können Emotionen transportieren und Gefühle spürbar machen, auf eine Weise, wie es geschriebene oder gesprochene Worte selten vermögen. Musik kann beruhigen und Ängste mindern, Erinnerungen wecken, aber auch einen regelmäßigen Atemrhythmus unterstützen. Für einen Chorauftritt im Hospiz hatte ich nach geeigneten Liedern gesucht. Sie sollten zum Thema der Endlichkeit passen und doch aufbauend und lebensbejahend sein.

Ich stellte fest, dass es etliche zur Thematik passende Lieder gibt, die sich jedoch überwiegend durch einen traurigen, schmerzvollen Charakter auszeichnen. Daher beschloss ich schließlich, ein eigenes Lied zu schreiben und es in dem Tonstudio eines Freundes aufnehmen zu lassen.

Es soll durch seine Botschaft dazu beitragen, dem Tod etwas von seinem Schrecken zu nehmen, und daran erinnern, dass ein Teil von uns für immer bleiben wird, in den Menschen, die wir lieben.

Für immer bei mir   (Liedtext)

Ich lag in deinen Armen,
ganz sicher und geliebt.
Ein Blick, der alles sagte,
wie schön, dass es dich gibt.
Ich fühlte, du bist bei mir
und gibst stets auf mich acht.
Und als ich das erkannte,
hab ich dich angelacht.

Die Zeit, sie flog dahin,
mal stürmisch und mal sanft.

Du bist da, hinterlässt mir deine Spuren.
Du bist da, in allem, was ich bin.
In jedem Moment, es gibt niemand,
der mich besser kennt als du.
Du bist da.

Die ersten kleinen Schritte
an deiner großen Hand.
Du zeigtest mir die Welt
und stauntest, was ich fand.
Dein Blick, er blieb derselbe,
so liebevoll vertraut.
Dein Halt und deine Sorge,
hab stets auf dich gebaut.

Die Zeit, sie flog dahin,
mal stürmisch und mal sanft.

Du bist da, hinterlässt mir deine Spuren.
Du bist da, in allem, was ich bin.
In jedem Moment, es gibt niemand,
der mich besser kennt als du.
Du bist da.

Jetzt steh ich hier alleine,
es tut so furchtbar weh.
Kannst nicht mehr miterleben,
wohin ich weitergeh.
Tief in meinem Herzen,
da wirst du immer sein.
Mit all unsern Momenten
und war'n sie noch so klein.

Du bleibst da, hinterlässt mir deine Spuren.
Du bleibst da, in allem, was ich bin.
In jedem Moment, es gibt niemand,
der mich besser kennt als du.
Du bleibst da.

Du bleibst da, hinterlässt mir deine Spuren.
Du bleibst da, in allem, was ich bin.
In jedem Moment, immer bei mir,
dafür dank ich dir.
Du bist da.

 Stores

 Youtube-Video

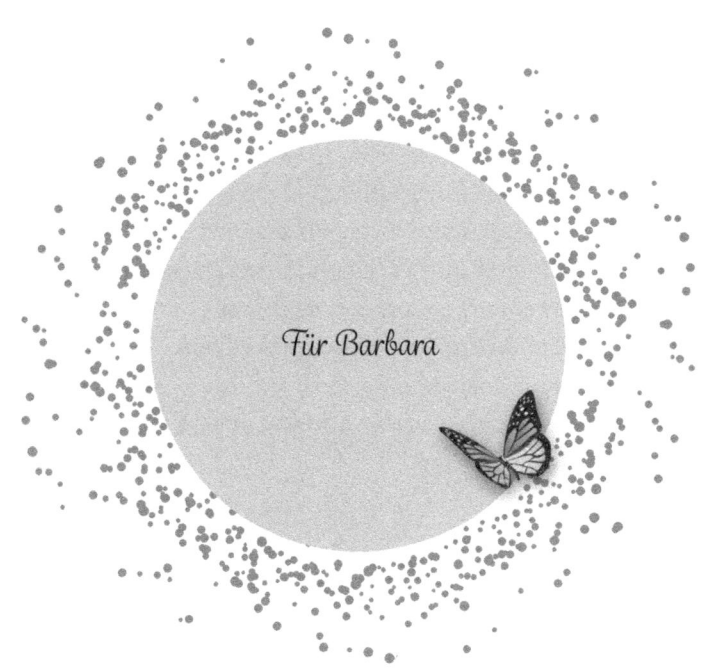

Für Barbara

Ist Mama jetzt ein Engel?

Wie an jedem Morgen hatte sie es eilig. Sie musste pünktlich um 6:30 Uhr losfahren, um rechtzeitig im Kindergarten einzutreffen, in dem sie als Erzieherin arbeitete. Zügig teilte sie mit der Frisierbürste zwei Haarsträhnen der langen braunen Haarpracht ihrer Tochter ab, flocht diese zu Zöpfen und befestigte sie anschließend mit kleinen Schmetterlingsspangen an ihrem Hinterkopf.

„Hübsch siehst du aus", sie lächelte ihre kleine Tochter liebevoll an. Dann verabschiedete sie sich von ihrem Mann und den beiden Kindern und ging aus dem Haus, ohne zu ahnen, dass es ein Abschied für immer war.

Wie häufig hatten die warnenden Plakate meinen Blick schon gefesselt, wenn ich auf der Autobahn unterwegs gewesen war? Jedes Mal bemühte ich mich dann umgehend, meine Ängste zu verdrängen. Ich hatte niemals erleben wollen, wie es sich tatsächlich anfühlte, wenn ein kurzer Moment der Unaufmerksamkeit alles veränderte.

Ich werde den Morgen des 6. März 2020 nie vergessen. Der Tag begann wie immer. Die „Großen" verließen das Haus, um zur Schule zu gehen, und meinen jüngsten Sohn brachte ich anschließend nach einem schnellen Frühstück in den Kindergarten. Ich saß gerade mit einer Tasse Kaffee am Küchentisch und genoss einige Minuten der Ruhe, als plötzlich das Telefon klingelte. Erstaunt warf ich einen flüchtigen Blick auf die Wanduhr, denn zu dieser Tageszeit erwartete ich normalerweise noch keine Anrufe. Ich erkannte die Nummer meiner Mutter auf dem Display und nahm ab.

Wenig später befand ich mich auf dem Weg nach Hause, in meine alte Heimat. Ich spürte, wie sich meine Kehle zuschnürte, und ich war dankbar dafür, nicht selbst fahren zu müssen. Mit einem Gefühl von Ohnmacht saß ich auf dem Beifahrersitz neben meinem Mann und versuchte mich auf den Moment vorzubereiten, in dem ich meinem Bruder und seinen beiden Kindern gegenüberstehen und dazu gezwungen sein würde, Worte für das Leid zu finden, welches ihnen an diesem Morgen widerfahren war. Während an jenem Freitag für die meisten Menschen einfach nur das ersehnte Wochenende näher rückte, hatte sich an diesem Tag das Leben meiner Familie dauerhaft verändert.

Wir saßen im Wohnzimmer meiner Mutter, als sich meine vierjährige Patentochter Helena unsicher an meinen Bruder wandte: „Ist Mama jetzt eigentlich ein Engel?" Ängstlich blickte sie in die tränenerfüllten Augen ihres Vaters, der erst wenige Stunden zuvor durch die Unachtsamkeit eines Fremden seine über alles geliebte Ehefrau verloren hatte. „Ja, mein Schatz, sie ist nun bei der Oma und passt vom Himmel aus auf uns auf." Ihr kleiner Bruder Maximilian rutschte unruhig vom Schoß seines Großvaters hinunter, der selbst still in seinem Sessel verharrte.

„Sie kommt aber noch einmal in das richtige Leben zurück, oder?" Flehend sah der kleine Maximilian seine große Schwester an. Doch sie blieb still. Mein Bruder ging auf die Knie und nahm ihn behutsam in die Arme. Er wollte ihn trösten, doch er fühlte sich in diesem Moment selbst kaum dazu in der Lage, aufmunternde Worte zu finden. Zärtlich strich er seinem zweijährigen Sohn die blonde Haarsträhne über seinem Auge aus dem Gesicht, küsste seine Stirn und beantwortete mit leiser Stimme die Frage: „Nein, das kann Mama leider nicht."

Ich kannte alle Mitglieder dieser Familie sehr gut, denn ich begleitete sie bereits ihr ganzes Leben. Sie bedeuteten mir unglaublich viel und ich wünschte ihnen von Herzen alles Glück dieser Welt. Der heutige Tag hatte ihre Zukunft verändert und viele Träume schlagartig zunichte gemacht. Es war noch nicht lange her, dass wir alle zusammengesessen und uns unbeschwert über die Pläne für die Osterferien unterhalten hatten. Bei diesem Gedanken spürte ich wieder den stechenden Schmerz in meiner Brust, der mich seit der Nachricht von Barbaras Tod quälte. Sie war eine unglaublich fröhliche junge Frau gewesen, die das Leben und die Menschen geliebt und durch ihre positive Lebenseinstellung stets Zuversicht vermittelt hatte. An dieser fehlte es uns jetzt, da sie endgültig fort war.

Fassungslos saßen die Erwachsenen unserer Familie beieinander, ratlos, wie das Leben mit all seinen neuen Herausforderungen ohne sie weitergehen sollte. Die Kinder hatten sich derweil in das angrenzende Spielzimmer zurückgezogen. Jedem wurde schlagartig bewusst, dass sich die eigene Rolle im Familiensystem verändern würde. Wir fühlten, dass wir zukünftig neue Aufgaben übernehmen müssten, doch dass auch diese Maßnahme nicht ausreichen würde, auszugleichen, was so plötzlich verloren gegangen war.

Wir hofften auf etwas Halt durch den anderen und suchten gleichzeitig auch füreinander nach trostspendenden Worten. Doch sie wirkten zu bedeutungslos, um den Weg über die Lippen zu finden, und es blieb still im Wohnzimmer. Nur das fröhliche Lachen der Kinder aus dem Spielzimmer durchbrach hier und da die einsame Stille.

Plötzlich stürmten die beiden Geschwister herein. Maximilian erfasste den Rockzipfel seiner älteren Schwester und versuchte sie zurückzuhalten. „Hey, warte doch auf mich!"

„Omi, darf ich einen Keks?" Helena sah ihre Großmutter mit ihren großen braunen Augen erwartungsvoll an und wusste, dass sie ihrem bettelnden Blick niemals standhalten würde.

„Ich will dann aber auch einen!", forderte der kleine Blondschopf an ihrer Seite, streng darauf bedacht, nicht zu kurz zu kommen. Und ohne die Antwort ihrer Großmutter überhaupt abzuwarten, sausten die beiden Wirbelwinde schon zu der begehrten Süßigkeitenschublade in der Küche.

Ich war erstaunt, wie unbeschwert diese beiden Kinder, die erst vor wenigen Stunden die wichtigste Person ihres Lebens verloren hatten, sich dem ganz normalen Alltag zuwenden konnten. Auch alle Trauernden um sie herum schienen sie auszublenden. Eigentlich konnte das nur mit ihrer noch fehlenden Vorstellung von Zeit und Endlichkeit zusammenhängen. Ein Für-Immer war für sie einfach schwer greifbar. Auch der Blick in die eigene Zukunft, die zweifelsfrei durch dieses Schicksal massiv beeinträchtigt sein würde, war von Kindern ihres Alters nicht zu erwarten.

In den nächsten Stunden ließ uns das Gefühl der Taubheit nicht los. Die eigene Leistungsfähigkeit war spürbar herabgesetzt. Dennoch erschien es uns notwendig, einige Dinge sofort zu erledigen. Die Verwandtschaft war groß und die meisten Angehörigen wussten zu diesem Zeitpunkt noch nichts von dem schrecklichen Ereignis. In einer Art Trancezustand bemühten wir uns daher, die letzten Kraftreserven zu mobilisieren und zumindest das Notwendige zu erledigen. Wir hofften, dass die Arbeit uns kurzfristig von unseren düsteren Gedanken ablenken und unseren inneren Schmerz betäuben würde. Doch regelmäßig kämpfte sich dieser wellenartig wieder aus der Tiefe hervor.

Es folgten Tage, die sich in ihrer Dunkelheit kaum von den Nächten unterschieden, und Nächte, die schlaflos dazu genutzt wurden, die vielen noch zu erledigenden Aufgaben abzuarbeiten. Texte für die Trauerkarten und die dazu passende Todesanzeige mussten mit Bedacht ausgesucht, die Adressen von Freunden und Familienangehörigen zusammengestellt sowie die Abläufe des Gottesdienstes und der anschließenden Beerdigung besprochen werden. Alle Beteiligten verspürten den Anspruch, diesen letzten Abschied so persönlich wie möglich zu gestalten.

Wir stießen bei den Vorbereitungen auf etliche Probleme. Es war vor allem schwierig, Texte und Lieder zu finden, die für die Verabschiedung eines viel zu früh verstorbenen, geliebten Menschen passend erschienen und auch nur annähernd auszudrücken vermochten, was dieser Verlust für uns bedeutete. Schnell wurde klar, dass bestehende Worte nicht ausreichten. Diese Erkenntnis veranlasste schließlich engere Angehörige und Freunde dazu, eigene Gefühle und Gedanken niederzuschreiben.

Nun war die Zeit gekommen, in der Entscheidungen anstanden, die emotional besonders schwerfielen, und jene, die sie treffen mussten, oftmals überforderten. Welches ihrer vielen Kleider hätte Barbara gewählt, um es auf ihrer letzten Reise zu tragen? Gab es persönliche Gegenstände, die ihr besonders viel bedeutet hatten und die wir ihrem Sarg beilegen konnten? Welche Lieder hätte sie gemocht?

Die Kinder gestalteten wunderschöne Bilder. Helena malte für ihre Mutter einen großen Schutzengel und verzierte seine goldenen Flügel mit reichlich pinkem Bastelglitzer. Maximilian klebte eine Klopapierrolle auf sein bunt bemaltes Blatt, damit Barbara es zukünftig als Sprachrohr nutzen konnte und eine Kommunikation zwischen ihnen vielleicht auf diese Weise möglich blieb.

„Ich möchte gerne, dass Mama unser Freundschaftskleid trägt. Ich kann meines dann auch ganz oft anziehen und wir denken fest aneinander." Schon flitzte dieses kleine wunderbare Mädchen los und suchte nach dem geblümten Sommerkleid, das ihre Mutter im letzten Jahr anlässlich einer Familienfeier genäht hatte. Ich erinnerte mich, wie schön und stolz sie beide damals waren und wie fröhlich sie in ihrem Zwillingskleid getanzt hatten.

Helena hatte recht. Dieses Kleid wäre sicherlich auch die erste Wahl ihrer Mutter gewesen. Ich suchte mit meiner Patentochter eine hübsche dazu passende Strickjacke aus und rosafarbene Lackschuhe, die Barbara immer sehr gern getragen hatte.

Es war eine anstrengende Woche für uns alle und vieles konnten wir nur bewerkstelligen, indem wir die Aufgaben aufteilten und Freunde wie auch entferntere Verwandte uns unterstützten. Die Tage verstrichen in rasantem Tempo und ließen uns kaum eine Möglichkeit, die völlig veränderte Zukunft zu planen und belastende Gedanken zuzulassen. Sicherlich half die Beschäftigung mit der Trauerfeier dabei, überhaupt einen klaren Kopf bewahren zu können, doch wir spürten auch immer mehr eine enorme körperliche Beanspruchung. An den Abenden versuchte daher jeder für sich, etwas zur Ruhe zu finden.

In der Wohnung erinnerte noch alles an Barbara. Überall an den Wänden hingen Fotos, die fröhliche, oftmals besondere Momente ihrer Familie festhielten und sie selbst als stolze, strahlende Ehefrau und Mutter zeigten. Das neueste der Bilder war gerade erst drei Monate alt. Es war die wunderschöne Aufnahme eines Fotografen, die Barbara als Motiv für die Weihnachtskarten des letzten Jahres verwendet hatte. Wie schlimm wäre es nur für sie gewesen, hätte sie gewusst, dass es eines der letzten gemeinsamen Familienfotos sein würde? Schnell schob ich meinen traurigen Gedanken zur Seite und ging auf den Balkon. Hier blühten die ersten Krokusse, die Barbara erst vor wenigen Tagen eingepflanzt hatte. Gelb war immer ihre Lieblingsfarbe gewesen, was sich unter anderem auch in der Dekoration der Wohnung widerspiegelte. Alles erschien furchtbar unwirklich und ich ertappte mich selbst immer wieder bei der Vorstellung, dass sie jeden Moment durch die Tür käme, um uns zu erklären, dass alles nur ein böser Traum gewesen sei.

Vier Tage nach dem Tod ihrer Mutter feierte meine Patentochter ihren fünften Geburtstag. Sie hatte sich seit Wochen auf diesen Tag gefreut und die Feier mit ihren Eltern bis ins letzte Detail durchgeplant. Eigentlich waren auch Helenas engste Kindergartenfreunde zur Geburtstagsparty eingeladen, doch aufgrund der Umstände hatten wir uns dazu entschieden, das Fest im engsten Familienkreis zu feiern. Uns allen war bei dem Gedanken, diesen Tag ohne Barbara gestalten zu müssen, mulmig zumute gewesen. Wir wussten, dass Helenas Erwartungen durch zuvor perfekt organisierte Geburtstage hoch lagen und nun schwer erfüllbar wurden, doch wir wollten versuchen, unser Bestes zu geben.

Strahlend saß die kleine Helena in ihrem selbst genähten Geburtstagskleid, das ihre Mutter erst am Vorabend ihres Todes fertiggestellt hatte, an ihrem hübsch eingedeckten Geburtstagstisch. Auf der Geburtstagstorte in der Form eines süßen Ponys brannten fünf Kerzen. Ich hatte mich mit Barbaras bestem Freund sehr bemüht, den Backkünsten meiner Schwägerin nachzueifern. Helena füllte ihre Wangen mit Luft und pustete die Flammen der Kerzen aus.

„Ich habe mir etwas gewünscht", flüsterte sie leise. „Aber ich verrate es euch nicht. Sonst geht der Wunsch vielleicht nicht in Erfüllung."

Während in diesem Moment alle Geburtstagsgäste versuchten, ihre Tränen zurückzuhalten, begann das Geburtstagskind, ungeduldig die vielen Geschenke auszupacken. Mit flinken Fingern öffnete es zunächst das größte Geschenk.

„Oh, wie schön, eine Puppe mit langen Haaren!", begeistert bestaunte meine Patentochter das hübsche Puppenmädchen, welches eine sehr ähnliche Frisur trug wie sie selbst und ihre verstorbene Mutter.

„Das ist unser Geschenk. Das Puppenkleid hat Mama selbst genäht. Siehst du, es schaut genauso aus wie dein eigenes." Traurig schaute mein Bruder in die Runde. Sie fehlte einfach überall. Die Lücke, die sie hinterlassen hatte, war unglaublich groß und schien mit jedem Tag fast noch ein wenig größer zu werden. In Momenten wie diesem spürten wir sie alle besonders.

Es waren nur noch drei Tage bis zur Beerdigung. Während vor Kurzem für unsere Familie eine neue, ungewisse Zeit begonnen hatte, befand sich auch der Rest der Welt in einer von Ängsten geprägten Stimmung. Die Anzeichen dafür, dass sich eine neuartige Virusinfektion zur Pandemie entwickelte, mehrten sich. Nun hatte Corona wohl nachweislich auch Deutschland erreicht. Wir waren in diesen Tagen zu beschäftigt, um das Weltgeschehen im Detail verfolgen zu können, und erfuhren eher beiläufig aus den Medien, dass die ersten Maßnahmen zur Eindämmung des Infektionsgeschehens bereits umgesetzt wurden.

Was aber bedeutete das genau für uns? War eine Beerdigung im größeren Kreis überhaupt noch möglich? Würden auch für uns Schutzmaßnahmen wie das Tragen von Handschuhen und Masken im Gottesdienst und auf dem Friedhof erforderlich sein?

Unter den geladenen Trauergästen befanden sich zahlreiche ältere Menschen. Sicherlich lag es in unserer Verantwortung, ihre Gesundheit bestmöglich zu schützen. Doch auch wenn wir den Sinn von Hygienekonzepten nachvollziehen konnten, widerstrebte uns die Vorstellung, auf körperliche Nähe verzichten zu müssen. Wie merkwürdig müsste es sich anfühlen, sich nicht umarmen und trösten zu können. Es erschien uns fast unmenschlich, von Freunden und Angehörigen Abstand zu halten, jetzt, wo ihre Anteilnahme uns half und besonders guttat.

Der Kindergarten hatte zu diesem Zeitpunkt glücklicherweise noch geöffnet und bot den Kindern die Möglichkeit, sich zumindest stundenweise am Vormittag in eine Art Normalität zu flüchten, die fern der Trauer zu Hause lag. Das machte es für sie leichter, sich langsam in der neuen Welt ohne ihre Mama zurechtzufinden und gleichzeitig zu erfahren, dass das Leben für sie trotzdem weiterging.

Die Eltern der Kindergartenkinder hatten für Helena ein Geburtstagsfrühstück organisiert, kleine, mit Pferden dekorierte Muffins gebacken und mit in den Kindergarten gebracht. Es war wohl zu einem großen Teil den Erzieherinnen zu verdanken, dass alle äußerst sensibel mit unserer Situation umgingen. Auch Freunde, Nachbarn und Arbeitskollegen boten ihre Hilfe an. Sie übernahmen Einkäufe, brachten etwas zu essen vorbei oder sprangen stundenweise als Babysitter ein, um meinem Bruder Raum für seine eigene Trauer zu geben und den Kindern eine unbeschwerte Auszeit zu verschaffen.

Wir machten uns in den Tagen vor der Beerdigung sehr viele Gedanken, wie wir Helena und Maximilian bestmöglich begleiten und sie auf den endgültigen Abschied von ihrer Mutter im Rahmen der Trauerzeremonie vorbereiten konnten. Unter anderem kontaktierte ich eine ortsansässige Initiative, die trauernden Familien ihre Hilfe anbot, und vor allem für betroffene Kinder zahlreiche Hilfsangebote bereithielt. Ich erachtete dies für wichtig, da ich mich während meines Vorbereitungskurses für das Ehrenamt nur am Rande mit kindlicher Trauer auseinandergesetzt hatte und mich wie der Rest meiner Familie äußerst unsicher auf diesem Gebiet fühlte. Das Gespräch mit einem Sozialarbeiter der Organisation beruhigte uns alle, da wir von ihm wertvolle Tipps erhielten und er uns versicherte, dass wir intuitiv schon sehr vieles richtig gemacht hatten.

Barbara hatte sich ihrem Glauben immer stark verbunden gefühlt und ihn daher in die Erziehung ihrer Kinder mit einfließen lassen. Regelmäßig hatte sie Maximilian und Helena Geschichten aus der Kinderbibel vorgelesen und sie abends mit einem Gebet ins Bett gebracht. Seit dem frühen Tod ihrer eigenen Mutter war für sie ihr Glaube noch wichtiger geworden. Er schenkte ihr, wie nun auch ihren Kindern, das Vertrauen, die Mutter eines Tages wiederzusehen.

Mein Bruder sprach weiterhin täglich ein Gebet mit seinen Kindern. Er ließ es zu einem Ritual werden, zu dessen Beginn sie gemeinsam eine Kerze anzündeten und anschließend Barbara an den Gedanken der Familie teilhaben ließen. Jeder erzählte von seinen Sorgen, aber auch genauso von den lustigen und freudigen Begebenheiten des Tages. Abschließend baten sie Gott, auf ihre Mutter und Ehefrau aufzupassen.

Da beide Kinder während der Vorbereitungen für die Beerdigung den Wunsch geäußert hatten, am Tag der Trauerfeier besonders schön für ihre Mutter aussehen zu wollen, suchten wir die Kleidung mit ihnen gemeinsam aus. Mein Bruder schenkte seinen Kindern kleine goldene Medaillons als passenden Schmuck, die wir mit Erinnerungsfotos bestückten. Sie beschlossen, sie jetzt immer um ihren Hals zu tragen, um ihre Mama stets bei sich zu haben.

Zu Beginn des Trauergottesdienstes war die Kirche bis auf den letzten Platz gefüllt. Selbst über die Sitzreihen hinaus standen die Menschen, die Barbara ein letztes Mal nahe sein wollten. Vor dem weißen, mit gelben Schmetterlingen geschmückten Sarg zeigte ein wunderschönes Profilbild ihr strahlendes Lächeln.

Freunde, Geschwister und Arbeitskollegen trugen berührende, selbst geschriebene Texte vor, die eingehend ausdrückten, welch wunderbarer und selbstlos liebender Mensch so unerwartet von uns gegangen war. Im weiteren Verlauf der Messe wurde ein Brief meines Bruders an seine Frau verlesen. Sein Inhalt nahm den Trauergästen kurzfristig die Luft zum Atmen, denn er führte vor Augen, was die Familie mit ihr verloren hatte und auf welch schöne Erfahrungen sie ohne Barbara zukünftig würde verzichten müssen. Ebenso zeigte er aber auch Dankbarkeit für die vielen gemeinsamen, in Erinnerung bleibenden Momente der vergangenen Jahre. Mein Bruder versprach seiner Frau, Sorge dafür zu tragen, dass das Leben der gemeinsamen Kinder weiterhin liebevoll und verantwortungsbewusst begleitet werden würde. Dann erklang die wunderschöne Stimme der Sängerin. Wir hatten als

Schlusslied „Das Leben ist schön" von Sarah Connor ausgewählt, da wir hofften, dass es ein wenig von der Zuversicht verströmen konnte, die sich Barbara ohne jeden Zweifel in diesen schweren Stunden für ihre Familie gewünscht hätte.

Bevor sich der lange Trauerzug draußen in Bewegung setzte, erhielt jedes Kind am Ausgang der Kirche einen bunten Luftballon, den es später als einen gemeinsamen Gruß in den Himmel schicken sollte.

„Oh nein, mein Ballon fliegt weg!" Entsetzt reckte mein kleiner Neffe seine kurzen Ärmchen in die Höhe, schaffte es allerdings nicht mehr, das Ende des Haltebandes zu erreichen. „Keine Sorge. Er ist schon einmal zu Mama vorgeflogen", tröstete ihn seine große Schwester fürsorglich. Doch er hörte nicht auf zu weinen und war erst wieder zufrieden, als sein Cousin ihm schließlich seinen Ballon schenkte.

Am Grab versammelten sich die Trauergäste und die Kinder ließen ihre Ballons in den Himmel steigen. Ohne ein Wort zu sprechen, folgten unsere Blicke ihrem Weg in die Wolken. Als kurz darauf der Sarg in die Erde abgesenkt wurde, war plötzlich für uns alle greifbar, dass dieser Abschied tatsächlich endgültig war.

Barbaras Beerdigung konnte glücklicherweise trotz Corona noch ohne größere Einschränkungen stattfinden. Bereits sieben Tage später wurde die Anzahl der bei Beerdigungen zugelassenen Trauergäste auf nur zehn Personen begrenzt. Diese Maßnahme hätte für uns nicht nur bedeutet, Angehörige des allerengsten Kreises ausschließen zu müssen, sondern auch selbst die Kriterien für die Auswahl derjenigen aufzustellen, die kommen durften.

Im Nachhinein waren wir erleichtert, dass uns zumindest diese unangenehme Aufgabe erspart geblieben war. Die Politik traf in den folgenden Wochen die unterschiedlichsten Vorkehrungen, um die Menschen vor der sich ausbreitenden Virusinfektion zu schützen. Der Kindergartenbetrieb wurde bis auf eine Notbetreuung eingestellt. Schulen und Geschäfte schlossen und eine Kontaktsperre wurde ausgerufen, die selbst für Patienten in Kliniken und Altenheimen galt. Für alle, die in einem demokratischen Land aufgewachsen waren, stellte das eine Erfahrung dar, die fern jeder bisherigen Vorstellungskraft lag.

Wir als Familie befanden uns ohnehin schon in einer Ausnahmesituation. Wir waren ratlos, wie mein Bruder mit noch weiteren Herausforderungen in der Lage bleiben sollte, den völlig veränderten und dadurch anstrengenden Alltag meistern zu können. Unsere Eltern zählten zweifelsfrei zur definierten Risikogruppe und ihre zugesicherte Hilfe war daher keineswegs mehr garantiert. Uns beschäftigte außerdem, wie es möglich sei, den Kindern eine Ablenkung von ihrer Trauer zu verschaffen, wenn selbst der Besuch ihrer Freunde nicht mehr erlaubt war. Es war fraglich, ob die Kinderbetreuung durch den Kindergarten gewährleistet blieb, denn laut der Notverordnung zählten damals Alleinerziehende noch nicht zum Kreis der Berechtigten.

Die angeordneten Kontaktbeschränkungen hatten zur Folge, dass auch die für uns wichtigen Hilfsangebote entfielen, wie die Trauergruppe für verwaiste Kinder, die normalerweise wöchentlich durchgeführt wurde. Freunde und wir als Familie untereinander konnten uns nur deshalb weiterhin helfen, da wir uns oftmals über bestehende Vorgaben hinwegsetzten.

Doch das Leben ging weiter. Während der Schmerz über den Verlust der Ehefrau bei meinem Bruder nicht nachließ, fanden seine Kinder effiziente Strategien, die es ihnen erleichterten, mit ihrer Trauer umzugehen.

„Weißt du", sagte meine Patentochter, als ich sie während eines Spaziergangs an meiner Hand hielt, „ich weiß eigentlich gar nicht, warum die Erwachsenen, vor allem Papa, so traurig sind. Mama ist doch im Himmel und dort ist es wunderschön. Immer wenn ich mit ihr spreche, dann antwortet sie mir ganz leise und hört sich fröhlich an. Ich kann immer genau verstehen, was sie sagt. Heute hat sie mich zum Beispiel gefragt, ob es im Kindergarten etwas Leckeres zum Mittagessen gab."

Auch ihr kleiner Bruder äußerte seine Gedanken oftmals auf eine Weise, die uns wirklich überraschte. Während er einen großen Turm mit seinen Bausteinen baute und ihn anschließend absichtlich wieder umschmiss, sodass sich die Steine lautstark über den Boden verteilten, sagte er völlig unvermittelt: „Ich finde, wir waren jetzt wirklich lange genug traurig. Ich freue mich, wenn Papa endlich wieder mit uns lachen kann. Aber er muss entscheiden, wann er so weit ist."

Die Kinder konnten unbeschwerter mit ihrer Trauer umgehen als die Erwachsenen. Zwar würden die weitreichenden Folgen des Verlusts sie noch ihr Leben lang begleiten und sie in einigen Momenten besonders traurig stimmen, doch aktuell schienen sie die Situation insoweit zu beherrschen, dass sie sich nicht von ihr unterkriegen ließen. Ihre kindliche, gegenwartsbezogene Sichtweise erleichterte es ihnen anscheinend, offen für jegliche Möglichkeit zu bleiben, um traurige Gefühle auffangen zu können.

Auch wenn in einigen Nächten ein böser Traum ihren Schlaf unterbrach, sie gelegentlich stiller wirkten als früher und wir bei ihnen die Sehnsucht nach körperlicher Nähe verstärkt beobachten konnten, verhielten sie sich den Großteil des Tages ganz normal. Sie konnten weiterhin herzhaft lachen, laut die Melodien aus ihrer Musikbox mitsingen und sich über belanglosen Alltagsquatsch amüsieren. Eine befreundete Psychotherapeutin beschrieb dieses kindliche Verhalten mit dem in der Literatur verwendeten Begriff der „Pfützentrauer". Dieser beschreibt bildhaft, wie Kinder regelmäßig für kurze Momente in ihre Trauer eintauchen, doch ebenso schnell in einen unbelasteten Gefühlszustand zurückkehren können.

Langsam wurde es draußen wärmer. Der Frühling lag mit seinem besonderen Geruch in der Luft und die ersten Knospen erblühten.

„Ich möchte Mama ein Bild malen. Und ich will auch so schöne bunte Steine wie die vor unserem Kindergarten auf ihr Grab legen. Wir könnten sie ihr doch zum Muttertag vorbeibringen." Unmittelbar setzte Helena ihr Vorhaben in die Tat um und bemalte ihre gesammelten Steine mit leuchtenden Farben. In den letzten Tagen sah man überall ähnliche Kunstwerke. Die Menschen legten sie als Zeichen der Hoffnung an die Wege, sodass sich an einigen Stellen bereits riesige Steinschlangen gebildet hatten.

Das Grab von Barbara sah wunderschön aus. Auch hier blühten schon zahlreich gelbe Krokusse. Ich mochte mir gar nicht erst vorstellen, wie die Muttertagsgeschenke der Kinder auf die Friedhofsbesucher wirken mussten. Auch mir selbst lief jedes Mal ein kalter Schauder über den Rücken, wenn ich am Grab eines jungen Menschen vorbeikam, das allein durch die Gestaltung einen Teil seiner Geschichte erzählte.

Nur wenig später schickte mir meine Mutter ein Video ihrer Enkelkinder. Sie rannten als Feuerwehrleute verkleidet lachend durch ihren Garten und spritzten mit dem Gartenschlauch ausgelassen um sich.

„Nicht so doll, pass bloß mit dem Schlauch auf! Du machst Mama ja ganz nass", ermahnte meine Patentochter ihren kleinen Bruder, als dieser den Wasserstrahl in Richtung des Himmels richtete.

Ich musste tatsächlich lachen. Es waren ihre kindliche Unbefangenheit, ihr natürlicher Egoismus und Selbsterhaltungstrieb, die es diesen Kindern ermöglichten, weiterzuleben und dabei glücklich zu sein. Wir alle konnten von ihnen lernen und sie würden uns in der Zukunft dabei helfen, dieses Schicksal zu tragen;

davon war ich überzeugt. Sie beide waren das größte Geschenk, das ihre Mutter uns hinterlassen hatte, und der entscheidende Grund dafür, nicht aufzugeben und weiterhin an ein erfüllendes Leben zu glauben.

Wir hatten keine Chance, uns auf den Tod meiner Schwägerin vorzubereiten. Völlig unerwartet wurde sie mit nur fünfunddreißig Jahren, vier Tage vor dem fünften Geburtstag ihrer Tochter, aus dem Leben gerissen. Seither frage ich mich, ob so ein plötzlicher Verlust nicht noch schrecklicher ist als jener, auf den man sich innerlich einstellen kann.

In den Tagen nach Barbaras Tod wurde mir bewusst, wie schwer es für jeden von uns bleiben würde, sich nicht von ihr verabschiedet zu haben. Ich erlebte, wie häufig wir jeweils die letzte Begegnung mit ihr rekonstruierten und uns dabei vorstellten, wie anders sie wahrscheinlich ausgesehen hätte, wäre uns ihre Bedeutung im damaligen Moment klar gewesen.

Der Tod infolge von Krankheit lässt Angehörige schrittweise und entsprechend schonender Abschied nehmen. Er wird oftmals auch als Erlösung für den Betroffenen angesehen und erscheint dadurch weniger brutal. Es bleibt in der Regel ausreichend Zeit, um noch wichtige Gedanken mit der geliebten Person auszutauschen, Missverständnisse zu klären, sich zu bedanken oder gegebenenfalls um Vergebung zu bitten. Bei einem derartig unerwarteten Tod waren diese Möglichkeiten nicht gegeben. Ebenso wenig konnte Barbara ihren Verwandten und Freunden letzte persönliche Worte mit auf den Weg geben, doch wir kannten sie gut genug, um zu wissen, dass auch ihr das viel bedeutet hätte.

Wir waren fassungslos und fühlten uns überfordert, umgehend an Plänen für den Wiederaufbau einer so plötzlich in Trümmern liegenden

Welt zu arbeiten. Doch schon allein wegen der Kinder waren wir auf baldige zufriedenstellende Lösungen angewiesen, die ihnen weiterhin einen stabilen Alltag gewährleisteten.

Allerdings wurden uns auch einige schmerzvolle Erfahrungen erspart, die ein langsamer Abschied mit sich gebracht hätte. Einen geliebten Menschen am Ende seines Lebens begleiten zu können, bedeutet ebenso, ihn leiden zu sehen und mit ihm vergebens auf Wunder zu hoffen. Trotz eigener belastender Gefühle fühlt man sich stets verpflichtet, stark genug zu bleiben, um ihm als Stütze zu dienen.

Menschen, die unheilbar krank sind, wissen, dass sie sterben werden und ihre Familien zeitnah verlassen müssen. Dass Barbara sich nicht mit der düsteren Vorstellung ihres frühen Todes und dessen Folgen für ihre Angehörigen auseinandersetzen musste, konnte uns damals etwas erleichtern.

Ich habe nach dem Tod meiner Schwägerin erfahren, auf welch unterschiedliche Weise erwachsene Menschen trauern können. Während der eine lieber für sich war, brauchte der andere den ständigen Halt seines Umfeldes. Jedem einzelnen von uns aber war daran gelegen, den Weg für sich selbst finden zu dürfen, der individuell am besten half, mit dem eigenen Schmerz umzugehen. Unter Familienangehörigen kann es manchmal schwerer fallen, sich im richtigen Maß zurückzunehmen und gleichzeitig da zu sein, wenn es erforderlich wird. Doch wir spürten, dass in Zeiten der Trauer sowohl die Nähe als auch die Zeit für sich allein wichtig waren.

Ich habe festgestellt, dass kleine Kinder mit Trauer ganz anders umgehen als wir Erwachsene. Es scheint, als ob sie den Zustand von Traurigkeit für sich selbst nicht lange aushalten. Wahrscheinlich hilft ihnen ihr natürlicher Egoismus, schnell wieder offen für Freude und Glück zu sein. Die fehlende Vorstellung von Zeit und ihre Unkenntnis, wie sich ein schweres Schicksal auf das gesamte Leben auswirken kann, mag es ihnen erleichtern, zeitnah zurück in den Alltag zu finden. Die „Pfützentrauer" der Kinder hat mich nicht nur fasziniert, es hat mich beruhigt, dass Helena und Maximilian tatsächlich niemals über einen längeren Zeitraum traurig waren. Es schien ihnen auf wundersame und bewundernswerte Weise zu gelingen, ihren Schmerz ausreichend zu kompensieren, um glücklich weiterleben zu können.

Ebenfalls erstaunte uns, dass sie die unterschiedlichen Bedürfnisse ihrer Mitmenschen unglaublich zutreffend, scheinbar intuitiv erfassten. Sie zeigten großes Verständnis für bedrückende Stimmungen, nahmen sich selbst zurück und gaben Nähe in einem Maß, wie es gewünscht war. Obwohl sie selbst längst wieder lachen können, warten sie weiterhin geduldig ab, bis auch ihr Vater diese verloren gegangene Fähigkeit für sich hoffentlich neu entdeckt. Ich bin mir sicher, dass sie ihm helfen werden, irgendwann seine Traurigkeit abzulegen und sein Herz wieder dem Leben und der Zukunft zu öffnen.

EPILOG

In meiner Arbeit als Hebamme wie auch in der Zeit als ehrenamtliche Sterbebegleiterin haben mich die Begegnungen mit den verschiedensten Menschen immer wieder neu berührt. Es waren Personen mit ganz unterschiedlichen Charaktereigenschaften, Schicksalen und Familienkonstellationen. Doch bei allen, oder zumindest fast allen, stellte ich fest, wie wichtig es ihnen war, in diesen schwierigen Phasen, geprägt von Schmerzen, Ängsten und Sorgen, liebevoll unterstützt und begleitet zu werden. Emotionale Nähe, ehrliche Zuwendung und Fürsorge haben ihnen in den schweren Momenten geholfen, mit den Belastungen umzugehen. Oftmals stellte ich sogar fest, dass sie in dieser gefühlten Verbundenheit einen anderen Blick auf das Glück im eigenen Leben entwickelten und erkannten, was wirklich wichtig war.

Ich selbst konnte immer nur einen kleinen Beitrag leisten, damit sich Menschen im Kreißsaal, auf der Palliativstation oder im Hospiz geschützt und in sicheren Händen fühlten. Meist gab es nahestehende Personen, die sie trösteten und ihnen den erforderlichen Halt und die Kraft spendeten, um nicht mutlos an ihren Anforderungen zu verzweifeln.

Mit Betroffenheit muss ich feststellen, wie oft es jedoch vorkommt, dass Menschen selbst in der sehr schwierigen Sterbephase weder auf Freunde noch auf Angehörige zurückgreifen können. Nicht selten kommt es vor, dass Ehrenamtliche in Altenheimen, Hospizen und Palliativstationen Sitzwachen am Bett Sterbender übernehmen, damit diese in ihren letzten Stunden nicht allein sind. Eine Eins-zu-eins-Betreuung ist vom medizinischen Fachpersonal kaum zu leisten, da die Personalsituation es nicht zulässt. Doch gerade kurz vor ihrem Tod sind viele Menschen sehr unruhig und brauchen kontinuierliche Nähe, um vom Leben in Frieden loslassen zu können. Häufig hilft es ihnen, eine Hand zu halten, etwas vorgesungen oder vorgelesen zu bekommen oder auch gemeinsam ein kleines Gebet zu sprechen.

Die individuellen Bedürfnisse Sterbender erfordern eine sorgsame Auswahl derjenigen, die sie während ihrer letzten Wochen begleiten könnten. Die hierfür zuständigen Koordinatoren und Koordinatorinnen bemühen sich im Vorfeld jeder Begleitung durch Ehrenamtliche sicherzustellen, dass die Voraussetzungen für ein harmonisches Miteinander gegeben sind. Es ist wichtig, dass die Wünsche des Betroffenen respektiert werden. Ebenso wichtig ist es, dass sich der Ehrenamtliche seiner Rolle gewachsen fühlt. Ich selbst kann mich beispielsweise nur schwer darauf einlassen, mit Sterbenden zu beten, da mir dies im Umgang mit eigenen Krisen auch eher fremd ist. Dafür fällt es mir relativ leicht, mich in Gesprächen auf unterschiedliche Menschen einzustellen, und ich nutze gerne die Musik, um zu beruhigen und eine angenehme Atmosphäre zu schaffen. Es ist selbstverständlich und absolut notwendig, dass jeder Ehrenamtliche die Möglichkeit hat, die eigenen Empfindungen in Gesprächen mit geschultem Fachpersonal zu reflektieren und sich in regelmäßig stattfindenden Fallbesprechungen auszutauschen.

Ich habe im Laufe der Jahre nicht allein durch meine eigenen Beobachtungen, sondern auch aus Gesprächen mit anderen Ehrenamtlichen die Überzeugung gewonnen, dass die Einsamkeit, die unsere letzte Lebensphase so erschwert, zugenommen hat. Über die Gründe kann ich mit letzter Sicherheit jedoch wenig sagen.

Wenn ich aber beispielsweise an die Geburt des „kleinen Prinzen" in Begleitung seiner Familie denke, die von allen Mitgliedern der Gemeinschaft emotional mitgetragen wurde, so gehe ich davon aus, dass auch der Tod eines Verwandten in solch einer Gemeinschaft mitfühlend und intensiv begleitet wird. Ähnliches erlebt man heutzutage nur noch selten. Unsere Gesellschaft hat sich unzweifelhaft verändert. Familienmitglieder, die sich früher praktisch ständig begegnet sind, weil sie im selben Ort oder gar unter einem Dach wohnten, leben heute oft Hunderte Kilometer voneinander entfernt. Das früher selbstverständliche Zusammentreffen bei religiösen oder persönlichen Ereignissen hat nachgelassen, und damit möglicherweise auch die Selbstverständlichkeit, füreinander da zu sein. Außerdem sind Familien sehr viel kleiner geworden, und zu weiter entfernten Verwandten fehlt aufgrund der räumlichen Distanz und des weniger innigen Kontakts oftmals ein persönlicher Bezug. Auch zählten Tanten, Onkel, Cousinen und Cousins einst noch zum engeren Familienkreis. Heute ist das längst nicht mehr überall der Fall.

Ebenso sind die Mitglieder einer Familie zeitlich mehr und mehr eingespannt. Oft sind beide Ehepartner berufstätig und müssen neben ihrer Arbeit den Alltag von Kindern organisieren, der, ich spreche aus eigener Erfahrung, meist nicht minder durchgetaktet ist. Entsprechend wenig Zeit bleibt jedem Einzelnen, sich darüber hinaus um Bedürfnisse anderer zu kümmern.

Als Hebamme und auch als Mutter erlebe ich es erfreulicherweise noch recht häufig, dass Großeltern dazu beitragen, den oft stressigen Alltag mit Kind oder sogar mehreren Kindern bewältigen zu können. Doch auch das ist keineswegs immer möglich oder zumindest mit Schwierigkeiten verbunden, da viele Großeltern selbst noch berufstätig oder bereits gesundheitlich eingeschränkt sind, vielleicht aber auch einfach zu weit entfernt wohnen, um regelmäßig helfen zu können.

Die Begleitung eines kranken oder gar sterbenden Angehörigen, die häufig einen längeren Zeitraum in Anspruch nimmt, ist für die meisten Menschen neben den Anforderungen des eigenen Lebens kaum noch als Einzelperson zu leisten. Hier fehlt die unterstützende Großfamilie von damals, ebenso wie die Nachbarschaftshilfe, die früher auch noch in einem größeren Umfang stattgefunden hat. Wahrscheinlich sterben auch deshalb heutzutage nur noch dreiundzwanzig Prozent der Menschen in Deutschland in den eigenen vier Wänden und alle anderen in Kliniken, Pflegeheimen oder Hospizen. Tatsächlich aber gaben achtundfünfzig Prozent derjenigen, die sich bereits über ihr eigenes Sterben Gedanken gemacht hatten, an, ihre letzten Tage am liebsten zu Hause verbringen zu wollen.*

Ich habe erfahren, wie wichtig die gehaltene Hand, das verständnisvolle und beruhigende Wort, das aufmerksame Zuhören und das Vermitteln von Zuversicht in der Geburtshilfe und Sterbebegleitung sind.

Diese angesprochenen Hilfeleistungen ersetzen nicht die notwendige fachliche Begleitung durch medizinisches Personal, sind aber gleich bedeutsam. Die angespannte Personalsituation auf den Palliativstationen wie auch in den geburtshilflichen Abteilungen verhindert gelegentlich eine zufriedenstellende Betreuung, die ohne Hilfen von außen, sei es durch Ehrenamtliche oder Familienangehörige, auskommt.

Angesichts der Bedeutung der psychischen Unterstützung für die Patienten ist es für mich unabdingbar, diesen Bereich zu stärken. Eine individuelle liebevolle Begleitung ist für die meisten von ihnen eine sichtbare und nachvollziehbar große Hilfe. Auf der anderen Seite bedeutet es für diejenigen, die in diesen Lebensphasen und Augenblicken liebevolle Nähe und Wärme ge-

---

* Wissen und Einstellungen der Menschen in Deutschland zum Sterben – Ergebnisse einer repräsentativen Bevölkerungsbefragung im Auftrag des DHPV: https://www.dhpv.de/forschung/sterben-in-deutschland_wissen-und-einstellungen-zum-sterben_2017.html

ben, genauso viel. Sie können etwas tun, das durch die fühlbare Sinnhaftigkeit und die erlebte Verbindung oft mehr zurückgibt, als sie jemals erwartet hätten.

Durch meinen Beruf und durch meine ehrenamtliche Tätigkeit erhalte ich intensive Einblicke in die Phasen der Geburt und des Sterbens und bekomme eine nähere Vorstellung davon, was den Betroffenen in diesen Zeiten fehlt und was ihnen guttut. Doch auch in meinem Alltag als Freundin, Tochter, Ehefrau und vor allem in meiner Rolle als Mutter erfahre ich, wie wichtig es ist, dass Menschen füreinander da sind. Das Leben hält für jeden eine Menge an Herausforderungen bereit und oftmals sind sie einfacher zu bewältigen, wenn man Menschen an seiner Seite hat, die einem dabei helfen. Außerdem ist es ein gleichermaßen schönes Gefühl, selbst gebraucht zu werden. Ich bin davon überzeugt, dass wir tiefes Glück in der Verbundenheit im Miteinander finden und uns dafür öffnen sollten, dieses Glück immer neu zu entdecken.

DANK

An dieser Stelle möchte ich den vielen Menschen meinen Dank aussprechen, die mich in den letzten Monaten unterstützt und auf unterschiedliche Weise zum Gelingen dieses Buches beigetragen haben. Die Chance, meine Erfahrungen mit einer größeren Leserschaft teilen zu dürfen, traf mich damals völlig unvorbereitet, als Stefan Rüth, der damalige Programmleiter des Brendow Verlags, durch einen Artikel der Bildzeitung auf mich aufmerksam wurde. Ich danke ihm, dass er es geschafft hat, mich für die Idee des eigenen Buches zu begeistern, und darauf vertraute, dass es mir auch als noch unerfahrener Autorin gelingen würde, Leser mit meinen Geschichten zu erreichen.

Ich danke in besonderer Weise meinen drei Kindern, Leonard, Marlene und Clemens, die mir nicht nur die Zeit zum Schreiben, sondern als erste Leser meiner Geschichten immer ihre ehrliche Kritik gaben. Auch wenn sie sicherlich froh sind, mich zukünftig wieder ohne Laptop auf den Knien anzutreffen, hoffe ich, dass sie irgendwann ein wenig stolz darauf sein werden, zu diesem Buch in einem erheblichen Maß beigetragen zu haben.

Mein besonderer Dank gilt meinem Ehemann. Er gab mir Zuversicht, an meine Schreibfähigkeit zu glauben, und scheute trotz seines anstrengenden Berufs keine Mühen, die vielen Texte gegenzulesen und mir mit kreativem Rat geduldig und liebevoll zur Seite zu stehen.

Ich danke meinen Eltern, dass sie regelmäßig für Lesungen via Telefon parat standen, mir ihr Feedback gaben und mit hilfreichen Vorschlägen die Verbesserung meiner Texte vorantrieben.

Meinen Freunden danke ich für ihr Interesse an meinem Buchprojekt und ihre erfolgreichen Aufheiterungsversuche, wenn mir das Schreiben neben dem stressigen Familienalltag und meiner Berufstätigkeit manchmal zu viel wurde. Dabei gilt mein besonderer Dank meiner Freundin Sandra, der es gelang, mir mit gutem Zuspruch und kleinen Sektfrühstücken immer wieder schnell aus einem Motivationstief zu helfen, und meinem Freund Peter, der nicht nur alle Geschichten aufmerksam las, sondern mir darüber hinaus versicherte, dass sie auch die Männerwelt berühren könnten. Mein Dank geht auch an meinen Freund Boby Purakal, der mir für mein Lied „Für immer bei mir" (Link dazu im Buch S. 198) seine wunderschöne Stimme lieh und die Musik dafür eigens in seinem Tonstudio, dem Music Loft Dormagen, produzierte.

Herzlich bedanken möchte ich mich bei Stephanie Mattner, meiner Lektorin, für ihre fachliche Kompetenz und ihre angenehme Art.

Ich danke dem gesamten Team des Brendow Verlags, das mir stets mit Rat und Tat zur Seite stand, und den Menschen, ohne die es die Geschichten dieses Buches nicht gegeben hätte, vor allem meinem Bruder, der mir sein Vertrauen schenkte, aus seiner tragischen Erfahrung eine sehr persönliche Geschichte zu machen.

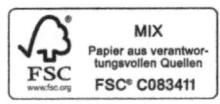

Bibliografische Information der Deutschen Nationalbibliothek
Die Deutsche Nationalbibliothek verzeichnet diese Publikation in der
Deutschen Nationalbibliografie; detaillierte bibliografische Daten
sind im Internet über http://dnb.d-nb.de abrufbar.

ISBN 978-3-96140-209-0
1. Auflage 2022
© 2022 by Joh. Brendow & Sohn Verlag GmbH, Moers

Umschlaggestaltung: Silja Dreyer, Brendow Verlag
Umschlagmotiv: ducu59us - Shutterstock, grynold - Shutterstock,
Andrii_M - Shutterstock
Satz: Brendow Web & Print, Moers
Fotos S. 189 u. 192 stammen aus Privatbesitz
Druck und Verarbeitung: CPI books GmbH, Leck
Printed in Germany

www.brendow-verlag.de